# イメージスケッチを活用した1ランク上の歯周基本治療

下田裕子 著

デンタルダイヤモンド社

# 刊行にあたって

　わが国の成人の約8割が歯周病に罹患していることは、周知のとおりです。しかしながら、多くの国民は自分が歯周病に罹患しているとは考えてもいないと思います。そのような歯周病に対してできるだけ早期に感染除去することで、改善に導きたいものです。それを可能にするのが、私たち歯科衛生士が担う「歯周基本治療」です。

　歯周基本治療において、とくにOHI（Oral Hygiene Instruction：口腔衛生指導）とSRP（Scaling and Root Planing）は必ず行うものであり、治療の成否を左右します。この2本柱を担っている私たち歯科衛生士は、とてもやりがいのある仕事なのです。

　プラークコントロールとSRPは、比較的早期の段階で治療の成果を実感できます。その成果からやりがいを感じることも多く、ハイジーンワークの楽しさにも繋がっていきます。また、歯周基本治療を実施することによって、患者さんとの信頼関係を構築することもできます。

　本書ではSRPに焦点を当て、SRPを効果的に行うだけではなく、SRP時の歯周組織などから得る情報を"イメージスケッチ"として書き留めるために必要な知識や技術の詳細を解説しています。

　本書は、DHstyle 2018年1月号から2019年3月号まで15回連載した「臨床がみるみるレベルアップするイメージスケッチ教室」をベースに、内容を新たに見直して1冊の本にまとめたものです。

　読者のみなさんが本書を通してSRPが「苦手」から「楽しい！」に少しでも変わり、患者さんの健康寿命増進に役立てていただければ幸いです。

2019年11月

下田裕子

# CONTENTS

## CHAPTER 1　臨床記録の収集と治療の準備

**01** 治療開始前の準備の大切さ　8

**02** 患者さんの情報収集からOHIまで　16

**03** 歯周治療に欠かせないプロービング　22

**04** プロービング検査が意味するもの　28

## CHAPTER 2　SRP

**01** SRPの準備　34

**02** 効率のよいSRP①
超音波スケーラーの有効活用　38

**03** 効率のよいSRP②
グレーシーキュレットの基礎知識　42

**04** 効率のよいキュレット操作　48

## CHAPTER 3　イメージスケッチの描き方と活用

**01**　イメージスケッチをはじめよう　　　　**56**

**02**　イメージスケッチの練習①　　　　**64**

**03**　イメージスケッチの練習②　　　　**68**

**04**　イメージスケッチの練習③　　　　**74**

**05**　イメージスケッチの活用法①　　　　**78**

**06**　イメージスケッチの活用法②
　　　新人時代の少数歯SRP症例を省みる　　　　**82**

## CHAPTER 4　イメージスケッチの実践と確認、症例

**01**　読み取ったことを確認しよう　　　　**88**

CHAPTER 1
# 臨床記録の収集と治療の準備

CHAPTER 1　臨床記録の収集と治療の準備

# 01 治療開始前の準備の大切さ

## 歯周治療を行う環境づくり

### 1．歯周治療への理解

　現在の抜歯原因の第1位は歯周病です（**図1**）。しかし、患者さんが自ら歯周治療を望んで来院されることは、それほど多くありません。歯周病は"Silent Disease"と呼ばれるように、ほとんど自覚症状もなく進行するため、まずは歯周病に罹患していると理解していただくことから始めます。

　歯周病とはどのような病気なのかを理解していただくために、わかりやすく説明することが大切です。このとき、ネガティブな言葉を遣わずにポジティブな言葉を選び、将来性を考えて治療をすることの重要性を詳しく伝えた後、今後の治療計画などを説明していきます。歯周治療の大きな目標が、天然歯の延命・保存であることを理解していただきます。

### 2．歯周治療は患者さんの協力が必要不可欠

　歯周治療は、患者さんの協力なしではうまくいきません。患者さんが徹底したプラークコントロールを実践するかどうかが、治療の成否を左右します。前述したように、歯周病や歯周治療を理解していただいた後の課題が、患者さん自身によるプラークコントロールです。数回のOHI（Oral Hygiene Instruction：口腔衛生指導）を行ってプラークコントロールを確立し、ある程度歯肉の炎症を軽減させておく必要があります（**図2**）。いくら術者が頑張って歯周治療を行っても、患者さんのプラークコントロールが悪ければ、歯肉の状態はよくなりません。歯周治療に入

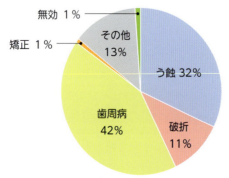
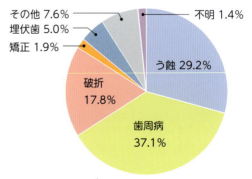

図❶a　2005年の調査では、抜歯の原因の1位は歯周病。予防の普及により、う蝕で抜歯になることが減少傾向にある[1]

図❶b　2018年の調査では、2005年の調査より歯周病やう蝕の割合が減少し、破折が前回より増加している[2]

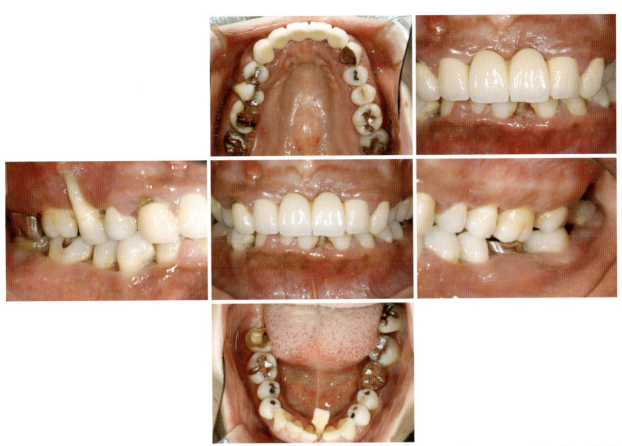

図❷a　初診時35歳、女性（2015年7月25日）。歯肉の発赤・腫脹が強いため、SRPに不向き。まずOHIを行い、歯肉の炎症が落ち着いてからスケーリングに移行する

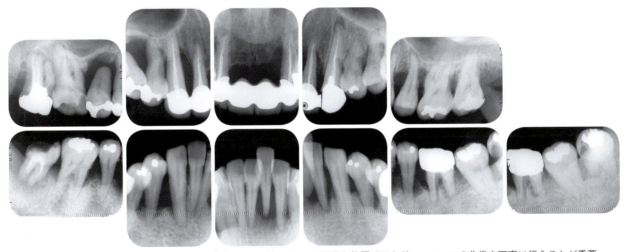

図❷b　同、デンタルX線写真。フィルムの設定やインジケーターの正確な位置づけなど、一つ一つの作業を丁寧に行うことが重要

る前、私は患者さんに、歯周治療は患者さんの協力が欠かせないことをしっかり伝えます。患者さんが歯肉縁上のプラークコントロールを、私たちは歯肉縁下のデブライドメントを、責任をもって行うことで、初めて治療が成り立つことを説明します。お互いが役割を果たすことで、歯周治療の効力が発揮されるのです（図3）。

　このように、歯周治療は患者さんと私たちの二人三脚で行うもので、どちらかが躓くと、よい結果は得られません。

## 3．医院の態勢づくり

　患者さんが歯周治療を望んでも、必ずうまくいくとはかぎりません。まずは歯科

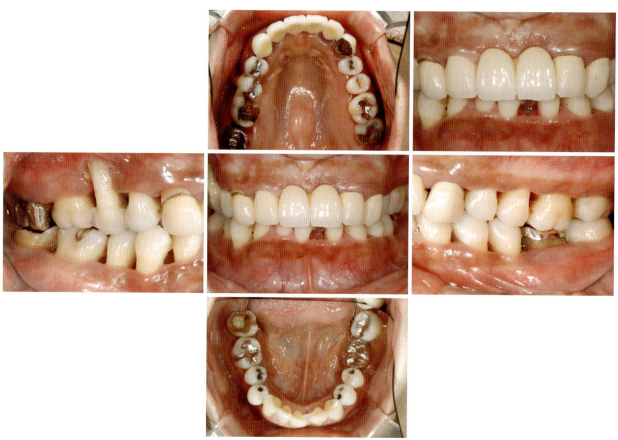

図❷c　OHIおよびスケーリング後（2015年8月31日）。歯肉の炎症もある程度落ち着いたため、SRPを実施。患者さんのモチベーションも高まり、プラークコントロールも改善した

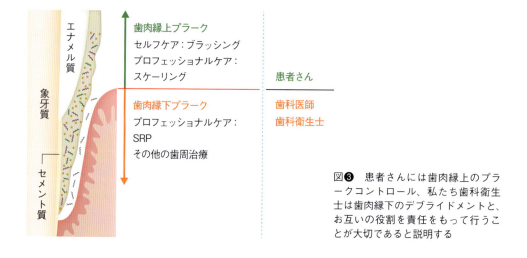

図❸　患者さんには歯肉縁上のプラークコントロール、私たち歯科衛生士は歯肉縁下のデブライドメントと、お互いの役割を責任をもって行うことが大切であると説明する

　医院サイドが歯周治療を行う態勢づくりを整備しておかなければ、前途多難な道のりになります。

　歯周治療はチーム医療です。歯科医師の判断・指示のもとで、私たち歯科衛生士は歯周基本治療を行います。そして、歯周基本治療の成果を歯科医師に随時報告し、カンファレンスを実施しながら、次の歯周治療に進みます。とくに歯周治療は、そのときどきの口腔内の状態を確認して進めることが重要です。たとえば、プラークコントロールが不良で、歯肉の状態がよくないときは、SRP（Scaling and Root Planing）を行いません。その判断を歯科医師や先輩歯科衛生士に確認することで、歯周治療の進め方や手順を理解できてくると思います。

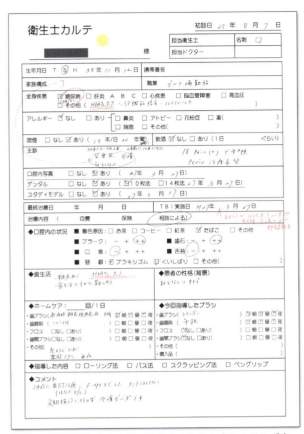
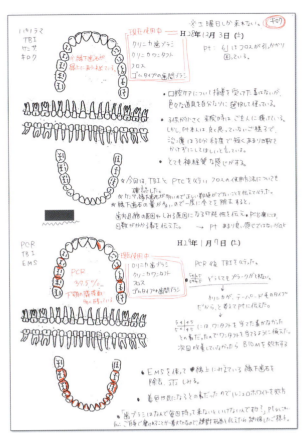

図❹a 歯科衛生士カルテ。患者さんとのカウンセリング中、走り書きできるように簡素化している。まずはこれに書き込み、後でまとめる

図❹b 後でまとめて記載する用紙。歯科衛生士カルテに記載したことを具体的に記入する。誰が見てもわかるように書くことが大切（情報の共有）

## 4．信頼関係の構築

患者さんと多くの時間をすごす歯科衛生士は、患者さんの口腔内と生活背景を最も理解していると思います。そして、それらの情報を歯科医師に伝え、患者さんと歯科医師の橋渡しをすることで、歯周治療がスムーズに行えます。そのような役割も担う歯科衛生士は、患者さんからも歯科医師からも信頼される立場にあると同時に、大きな責任も負っています。したがって、歯科衛生士はつねにアンテナを張り、患者さんのモチベーションや生活背景などはもちろん、些細な変化にも早めに気づき、適切な対応をすることが望まれます。

### 歯周治療に必要な資料収集

SRPに入る前に必要な資料は、「1．歯科衛生士カルテ」、「2．口腔内写真」、「3．デンタルX線写真10枚法および14枚法」、「4．歯周組織精密検査表」です。これだけの資料を揃えることは、最初は煩わしいと感じるかもしれませんが、面倒がらずに資料を収集することが大事です。

### 1．歯科衛生士カルテ（図4）

本来のカルテとは別にOHI用紙を用意し、指導内容や使用した歯ブラシなどを記入します。このとき、誰が見てもわかるよう簡潔に記載することがポイントです。とくに全身疾患や服用薬は必ず書き留めます。このように、患者さんとのやりとりをメモする癖をつけることが、後のイメージスケッチに繋がります。

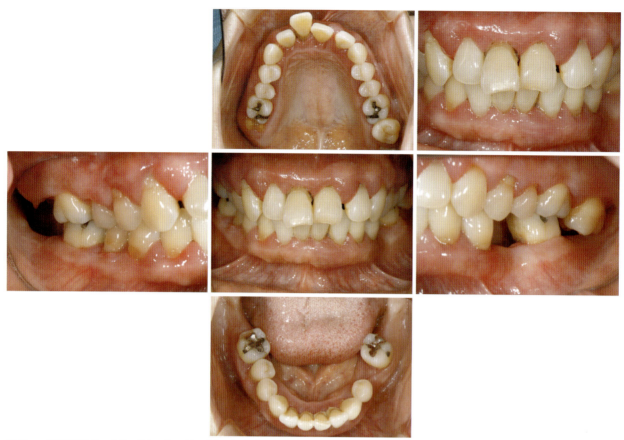

図❺a 初診時58歳、女性（2017年1月12日）。初診時の口腔内写真5枚法。全体的に歯肉の発赤、プラークコントロールの不良および歯石の沈着がみられる

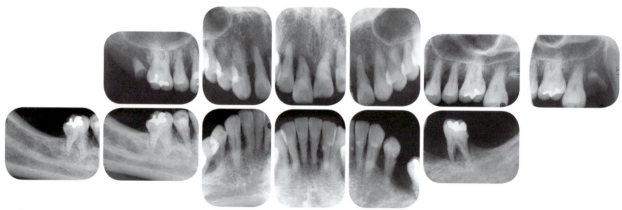

図❺b 同、デンタルX線写真

## 2．口腔内写真（図5）

　初診時に口腔内写真を撮影することが理想ですが、強い痛みがある場合は、後日改めて口腔内写真を撮影します。とくに歯周治療において、口腔内写真は歯肉の変化を確認する大切な資料の一つです。多くの場合、個々の患者さんに接する時間が限られているため、口腔内写真を撮影して記録を残しておけば、後でじっくり見ることができ、診療中は気づかなかったことを発見する場合もあります。また、経年的変化も、定期的に口腔内写真を撮影して記録に残しているからこそわかります。そして、口腔内写真は患者さんにわかりやすく説明するツールにもなり、歯科医師とのカンファレンスにおいても、写真の有無で話し合える内容が異なります。

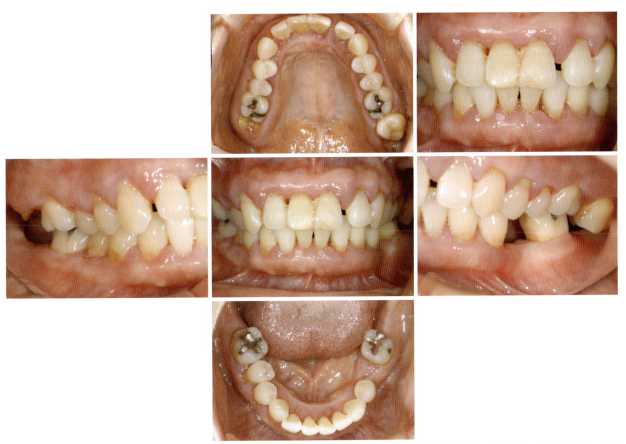

図❺c　初診から約1ヵ月後の口腔内写真（2017年2月23日）。5回のOHIを経て、歯肉の発赤は治まったものの、腫脹やプラークコントロールはあまり改善がみられない。この状態では、まだSRPに移行できない

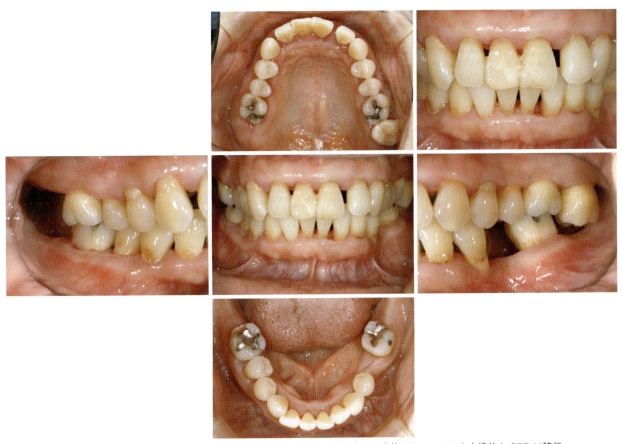

図❺d　初診より3ヵ月経過（2017年4月21日）。歯肉の発赤・腫脹は、初診より改善した。ここから本格的なSRPに移行

図❺a〜d　口腔内写真を撮影しておけば、歯肉の変化やプラークコントロールの状態を患者さんと歯科衛生士とで一緒に確認できる。患者さんにとっても、鏡で口腔内を見るより、口腔内写真のほうが状態を理解しやすい。また、定期的に撮影すれば経時的な変化も確認できる

このような変化を記録する口腔内写真では、規格性が大切です。とはいえ、規格性にこだわりすぎ、患者さんにミラーや排除で痛みを与えることは禁物です。

### 3．デンタルX線写真10枚法および14枚法

歯周治療を行うとき、デンタルX線写真10枚法および14枚法が必要になります。これらは、歯肉縁下の情報を確認するための重要な資料になります。歯肉縁下の骨欠損や複雑な歯根形態、歯石の沈着状態などの情報は、デンタルX線写真から得ることが多いため、歯周治療に欠かせません。

歯周基本治療では、まず歯周組織検査を行います。このとき、参考資料としてチェアーサイドに置いておきたいのがデンタルX線写真です。これを見ずにプロービングを行うのは、灯りのない真っ暗な夜道を懐中電灯もなく歩くのと一緒で、とても心許ないです。また、デンタルX線写真は歯周治療のみならず、歯科治療全般においてさまざまな情報を読み取れます。そして、前述の口腔内写真と同様、経年的変化を確認するには、規格性のあるデンタルX線写真の撮影が必要です。その撮影にあたり、フィルムの設定や正確なインジケーターの位置づけ、X線の照射方向、適切な照射量、現像処理、保管など、一つ一つの作業が重要です（図2b）。

### 4．歯周組織精密検査表

歯周組織精密検査（プロービング）では、歯周病の進行状態や歯周組織の治癒などを調べるため、歯周プローブを用いて歯肉溝や歯周ポケット内を探索します。また、デンタルX線写真では読影しにくい歯肉縁下の状態を把握できます。これらから得られる情報は、歯肉溝または歯周ポケットの深さ、アタッチメントレベル、歯肉縁下プラークの有無、歯肉縁下歯石の有無、歯根面の形態、歯周ポケット底部の炎症の有無です[3]。

プロービングは、歯周ポケット底部を少しずつ探るように連続移動する「ウォーキングプロービング」（P.27、図9参照）で行うと、深い部分の見落としが少なくなります。また、プロービングの際に歯周ポケット底部から出血が生じることがあります。これをBOP（Bleeding on Probing）といい、炎症の存在を評価できます。さらに、プラークコントロールの善し悪しも、BOPで判断できます。歯周組織精密検査では、プロービングの数値、BOP・排膿・動揺・根分岐部病変の有無を記入していきます（**図6**）。

SRPを行うときに、ライト付きのルーペやマイクロスコープを使用することが望ましいですが、そのような器材がいつでも使用できるとはかぎりません。その場合、ブラインドで作業を行うことになりますが、そこで大切なのが前述した資料です。

上記の資料のうち、「3．デンタルX線写真10枚法および14枚法」と「4．歯周組織精密検査表」は、必ず目に入る位置に置いて作業を進めましょう。とくに深い位置にキュレットを入れる際は、あらかじめこれらを見て、その部位をイメージしておくとスムーズに行えるので、必ず習慣化したいところです。これらはSRPの指標、つまり"地図"になるわけです。みなさんも、初めての土地を旅行するときは必ず地図やガイドブックなどを準備し、行程を計画して頭に入れ、いつ何が必要なのかなどを事前に考えておくと思います。それと同じように、SRPでも資料をもとに治療計画を立て、どの器具でどのようなSRPを行うか、いわゆる「治療戦略」

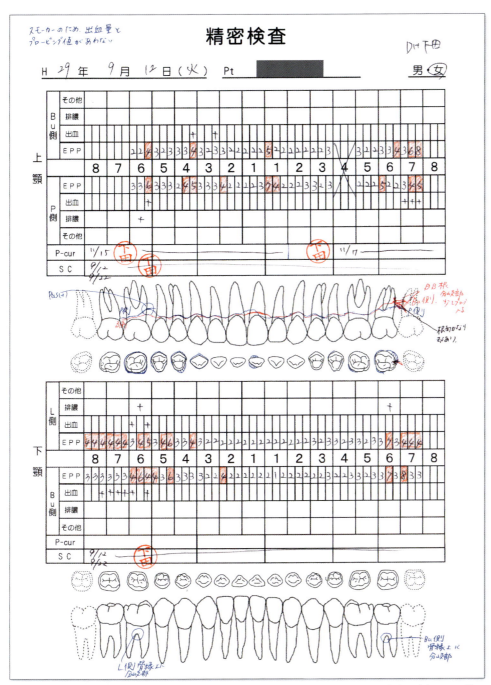

図❻ 歯周組織精密検査では、プローピングの数値、BOP・排膿・動揺・根分岐部病変の有無、その他、そのときに気づいた内容などを記入する癖をつけることが大事

を考えていきます。そして、その戦略をもとに使用する器具を選択していきます。

　たとえば、歯石にも性質があり、硬さや沈着状態によって、除去のしやすさなどが異なります。したがって、SRPを行う前に、X線写真から歯石の状態を観察しておきます。そして、施術中の感触がX線写真から読み取ったイメージと一緒であれば、「治療戦略」がうまくいったというわけです。このように、事前の資料準備は必須であり、資料なしでSRPを行うことは非常に危険なのです。

【参考文献】
1）安藤雄一，相田 潤，森田 学，青山 旬，増井峰夫：永久歯の抜歯原因調査報告書．8020推進財団，東京，2005．
2）森田 学，竹内倫子，川戸貴行，北見英理，永井明子：第2回永久歯の抜歯原因調査報告書．8020推進財団，東京，2018．
3）日本歯周病学会（編）：歯周病学用語集 第3版．医歯薬出版，東京，2019．

CHAPTER 1　臨床記録の収集と治療の準備

# 02 患者さんの情報収集からOHIまで

## 🟡 歯周基本治療時に得たい情報の収集

　歯周病は完治することがなく、プラークコントロール不良、生活習慣の変化、病気などから、「再発」のおそれもあります。そのため、定期的に資料収集を行い、どのような経過を辿っているかを確認します。

　当院ではSPT（Supportive Periodontal Therapy：歯周病安定期治療）およびメインテナンスに移行後、年に1回はデンタルX線写真の撮影を行っています。患者さんのなかには痛みもないのになぜそのような撮影を行うのか、不信に思われる方もいます。そこでトラブルを回避するために、「1年に1回は痛みなどがなくても、デンタルX線写真の撮影および口腔内写真の撮影を行います」と治療終了時に患者さんへ説明しています。

　その他の重要な情報として、患者さんのパーソナリティや治療に対するモチベーション、個体差などが挙げられます。歯周基本治療は、患者さんと歯科衛生士が接する時間が多く、このような情報を収集できるとても大切な機会です（**表1**）。

　初診では、患者さんに問診票を記入していただくと思います。まず私たちは、患者さんに接する前に問診票を見て、情報収集をしていきます（**図1、表2**）。そして、問診票の内容を確認するために、初診のカウンセリングを行います。問診自体は歯科医師が行いますので、カウンセリングで聴き取ったことをまとめて、歯科医師に

表❶　歯周基本治療時に得たい情報

| 1．情報収集 |
|---|
| ・資料の収集<br>・パーソナリティーの把握<br>・生活環境の把握<br>・治療に対する反応（個体差） |
| **2．モチベーション** |
| ・初期のモチベーション<br>・外科処置に向けてのモチベーション<br>・治療に対するモチベーション |
| **3．治療やメインテナンスの方向性を探る** |
| ・協力度<br>・メインテナンスへの理解<br>・セルフケア<br>・治療の目標の設定 |

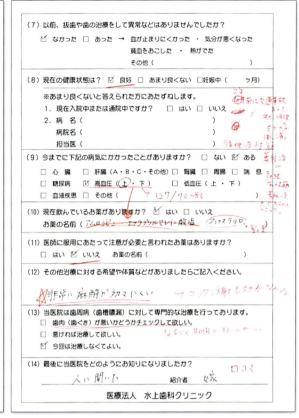

**図❶** 問診票。黒字は患者さん、赤字はスタッフが記入。スタッフは勤務態勢や通院ができるかなども確認。(12)の治療への希望などはとくに傾聴している

表❷ 患者さんを診る前に確認したい2つのこと

- 健康保険証 ➡ 職業（どのような仕事をしているのか？）
- 問診票 ➡ 治療に対しての意識
- 上記から、患者さんのバックグラウンドをある程度把握できる

伝えます。

　初診時の確認事項として、①歯科的既往歴、②現病歴、③全身の既往歴、④服薬の有無の4つを必ず聞いています。しかし、初診時はあまり多くのことを教えていただけないことも、しばしばあります。そのため、歯周基本治療をとおして少しずつ信頼関係を構築し、次第にご自身のことや治療への希望などを聞き出すように心がけています。

　ただし、全身の既往歴や服薬に関しては、初診時だけでなく、再診時にも把握・確認しておきたいところです。なぜなら、状況に応じて主治医に照会状を出さなければならないことが多々あるからです。歯科でわざわざいまの健康状態を伝える必要はないと考えている患者さんも少なくありません。当院では、初診時だけではなく、毎月の初めに健康状態と服薬の確認は必ず行うようにしています。服薬に関しては、お薬手帳の持参をお願いし、許可を得てそのコピーをとり、カルテに挟むようにしています。

　問診票には、上記の4つ以外にも、患者さんの個性が表れます。私は、問診票には患者さんが自身の口腔内にどのくらい関心をもっているかが表れると感じます。

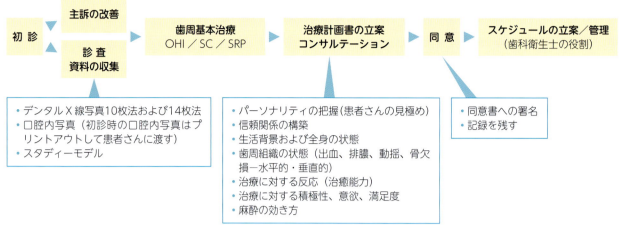

図❷　初診から歯周基本治療、その後の治療までの当院の流れ。歯周基本治療を担当した歯科衛生士がその後のコンサルテーション、スケジュール管理を行っている

とくにセカンドオピニオンや、いままで口腔内のことで悩んできた患者さんは、多くの内容を問診票に記入します。一方、応急処置を希望される方や口腔内に関心がない患者さんは、あまり問診票に記入しない傾向があります。

このように、まず問診票の確認を行い、歯科的および全身的既往歴、現病歴、そして服薬の有無を確認したのちに、口腔内を診ていきます。

### 歯周基本治療に入る前に

主訴の解決を図ることが先決ですが、それと並行して資料収集を行います。その収集が終わったら、いよいよ歯周基本治療に入ります。

当院での歯周基本治療における歯科衛生士業務の流れは、① OHI ➡ ② PCR (Plaque Control Record) ➡ ③ OHI と進み、歯肉の炎症が強くなければ、④歯周組織精密検査 ➡ ⑤ SC（Scaling）➡ ⑥ SRP ➡ ⑦歯周組織検査（再評価）➡⑧歯科医師との治療計画の立案、と移行していきます（**図2**）。

### 歯周基本治療

『歯周治療の指針2015』や『日本歯周病学会用語集』［いずれも日本歯周病学会（編）］では、歯周基本治療は、「歯周病の病原因子を排除して歯周組織の病的炎症を改善し、その後の歯周治療の効果を高める基本的な原因除去治療」と定義されています。また、歯周基本治療の内容は、「プラークコントロール、スケーリング、ルートプレーニング、プラークリテンションファクターの除去、咬合調整、暫間固定、保存不可能な歯の抜歯などの処置が主体となる」とされています（**表3**）。その後、必要に応じて歯周外科治療に移行し、口腔機能回復治療、SPT へと進みます。

### OHI

OHI では、プラーク染色液を用いてプラーク付着の有無を検査（PCR）し、プラークの存在とその病原性を患者さんに伝えます。そして、個々の患者さんに適した歯ブラシや清掃補助用具、そしてブラッシング法を選択し、指導します。OHI

表❸　当院での歯周基本治療の内容。「対症療法」ではなく、「原因除去」を原則としている

| 1．歯肉の炎症の改善 |
| --- |
| ・OHI　・SRP　・保存不可能な歯の抜歯　・薬剤による炎症改善など |
| 2．咬合性外傷に対する処置 |
| ・咬合調整　・歯冠形態修正　・暫間固定　・暫間補綴による咬合支持、安定など　・ブラキシズムへの対応 |
| 3．プラークリテンションファクターの改善 |
| ・不良補綴物の除去　・食片圧入の改善　・歯列不正の改善　・エナメル突起の改善など |

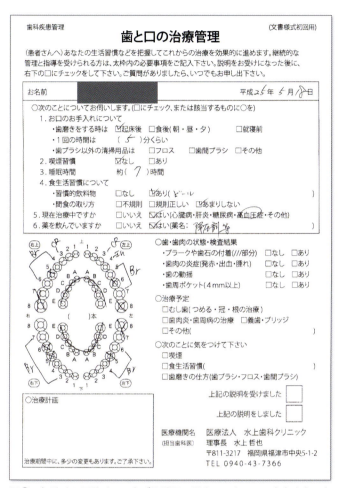

図❸　初診時や再診時には必ず問診票に記入してもらい、全身疾患の変化や服薬などが変わっていないかを確認する

はTBI（Tooth Brushing Instruction）と同義語ですが、歯科衛生士は歯のみならず、口腔内全体の衛生指導、すなわち舌および粘膜、唾液分泌などを含めた口腔内全体にわたる衛生指導を行います。

### ブラッシング指導

　初回のOHIでは、初診時に記入していただいた用紙を参考に進めていきます（図3）。具体的には、ブラッシングを、いつ、どこで、どのくらいの時間行うのか、また歯ブラシ以外の補助清掃用具を使っているかなどを尋ねます。その他に、喫煙習慣や食生活習慣なども確認します。

　初回のOHIでは、歯周病や歯周治療の内容を具体的に説明し、ブラッシングの

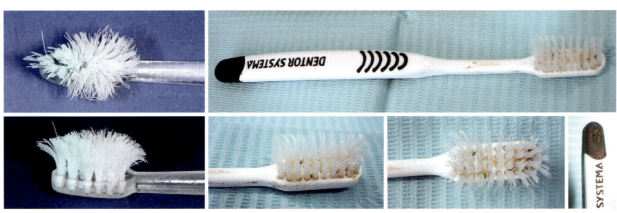

図❹ 患者さんが普段使用している歯ブラシを持参していただく。とくに初診時の歯ブラシは、写真のような状態のものが多い

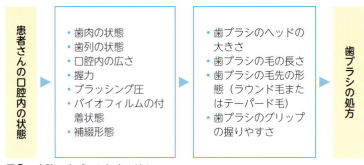

図❺ 当院の歯ブラシ処方の流れ

重要性を理解していただくように努めます。できれば初診時にこれらを説明し、2回目から本格的なOHIを始めます。そのとき、患者さんの使用している歯ブラシや清掃補助用具を持参してもらい、以下のことを確認します（図4）。

　まず最初に、なぜこの歯ブラシを選択したのか、その理由を聞くようにしています。患者さんによっては、何らかの理由があってその歯ブラシを選択したのかもしれません。そして、持参してもらった歯ブラシがその方の口腔内に適しており、なおかつプラークコントロールに大きな問題がなければそのまま使用してもらいます。

　一方で、患者さんの口腔内に合っておらず、プラークコントロールも悪ければ、適切な歯ブラシに変えてプラークコントロールがよくなるのを期待し、歯ブラシの処方をします。ここで気をつけたいのは、歯ブラシ1つでも患者さんが選んだものですから、頭ごなしに否定しないことです。私は「あなたのお口に合った歯ブラシを選んでもよいですか？」と必ず一言添えるようにしています。

　口腔内に適した歯ブラシを選ぶ判断基準として、①歯ブラシのヘッドの大きさ、②歯ブラシの毛の長さ、③歯ブラシの毛先の形態（ラウンド毛またはテーパード毛）、④歯ブラシのグリップの握りやすさなどを確認し、処方しています（図5）。

　また、処方した歯ブラシを月に1回は確認します。せっかく適切な歯ブラシを処方しても、毛先が拡がっていたらプラーク除去効率は確実に低下します。当院では衛生面なども考慮し、歯ブラシは月1回の交換をお勧めしています。

### 個々に合わせたプラークコントロール

　プラークコントロール不良には、何らかの理由があります。まずはその原因を探

表❹　プラークコントロール不良の原因

| 1. モチベーションの問題 |
|---|
| ・ブラッシングの必要性を理解していない<br>・ブラッシングが面倒<br>・ブラッシングしているが適当 |
| 2. テクニックの問題 |
| ・不器用<br>・磨き残しがある<br>・加齢変化で、ブラッシングスキルが低下 |

る必要があります。プラークコントロール不良には、大きく2つの原因が挙げられます。1つはモチベーションの問題、もう1つはテクニックの問題です（**表4**）。

## 1．モチベーションの問題

　患者さんが、なぜブラッシングをしなければならないのかを、あまり理解していない場合があります。たとえば、これまで歯磨きをする習慣がない方には、まずは習慣づけから始めます。そのためには、「これまでなぜ習慣がなかったのか？」を聞く必要があります。

　患者さんに無理のない範囲で習慣化してもらうには、生活習慣を尋ねて把握し、どこにブラッシングの時間を設けるかを一緒に考え、楽に取り入れられるようにします。

　私は次回の来院時まで、患者さんに簡単なブラッシングの宿題を出すようにしています。そして、次に来院したとき、患者さんにブラッシングを生活のなかに取り入れたかどうか、難しくはなかったかなどを聞き、次に口腔内の清掃状態を確認します。ブラッシングが5割以上できていたら、必ず褒めています。最初からハードルを上げてしまうと、モチベーションを維持することが難しくなりますので、低い目標設定から始めています。

## 2．テクニックの問題

　テクニックの問題には、さまざまな原因が考えられます。使用している歯ブラシが合っていない、あるいは使いこなせていない場合は、まず患者さんに合った歯ブラシを勧めて使っていただき、必ずその当て方や動かし方を確認します。患者さん自身のテクニックに問題がある場合は、指導当初はできていても徐々に自己流に戻る傾向があります。プラークコントロールの低下がみられた場合は、その理由を確認する必要があります。

　末長くプラークコントロールが良好な状態を私たちは望みますが、患者さんは生活環境の変化や加齢、モチベーションの低下など、さまざまな要因でつねに変化します。歯周基本治療中は歯科衛生士と接する機会が多く、口腔内を確認できますが、その後の歯周外科治療や口腔機能回復治療中は、歯科衛生士のかかわりが少なくなることから、プラークコントロールが低下することがあります。私たち歯科衛生士は患者さんの歯科治療にできるだけかかわり、口腔内の管理に努めましょう。

CHAPTER 1　臨床記録の収集と治療の準備

# 03 歯周治療に欠かせないプロービング

### 🟡 プロービングを行う前に

プロービングは、歯周治療において欠かせない検査の1つです。しかし、当院ではプロービングを初診時に行うことはめったにありません。では、なぜ初診で行わないのでしょうか？　以下、その理由を解説します。

- **理由1**：初診時は、主訴の改善を優先します。
- **理由2**：初診時の口腔内は清掃不良であることが多く、プラークコントロールを優先するからです。プラークコントロールが不良な状態や、歯肉が腫脹している状態でプロービングを行うと、プラークを歯肉縁下に押し込んでしまい、急性発作の原因になることもあります。そうすると、患者さんは「歯科医院に行ったら歯肉が腫れた」と感じ、不信感を募らせてしまいます。そのようなことを回避するために、まずはプラークコントロールを実施し、それからプロービングを行います。
- **理由3**：多量の歯肉縁上歯石が沈着していると、プロービングの実施は困難です（**図1、表1**）。このような場合は、歯肉辺縁が見えるくらいまでスケーリングを実施し、それからプロービングを行います。

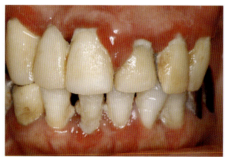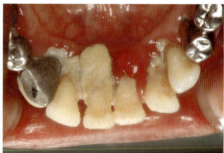

図❶　写真のような歯肉の状態や多量の歯石沈着がみられる場合はプロービングすることは難しい

表❶　状況を把握したうえでプロービングの実施を判断する

| プロービングを行ってはならない状況 | プロービングを控えたい状況 |
| --- | --- |
| ・急性発作、歯周膿瘍<br>・歯肉の炎症が強い<br>・術前投与していない心疾患患者 | ・歯石沈着が多量<br>・プラークが多量に付着<br>・他に主訴がある初診の患者<br>・歯周外科後6ヵ月以内 |

表❷ 感染性心内膜炎の予防のための抗菌薬投与[1]

| Class Ⅰ |
| --- |
| とくに重篤な感染性心内膜炎を引き起こす可能性が高い心疾患で、予防すべき患者<br>・生体弁、同種弁を含む人工弁置換患者<br>・感染性心内膜炎の既往を有する患者<br>・複雑性チアノーゼ性先天性心疾患（単心室、完全大血管転位、ファロー四徴症）<br>・体循環系と肺循環系の短絡造設術を実施した患者 |
| **Class Ⅱa** |
| 感染性心内膜炎を引き起こす可能性が高く、予防したほうがよいと考えられる患者<br>・ほとんどの先天性心疾患　・後天性弁膜症<br>・閉塞性肥大型心筋症　・弁逆流を伴う僧帽弁逸脱 |
| **Class Ⅱb** |
| 感染性心内膜炎を引き起こす可能性が必ずしも高いことは証明されていないが、予防を行う妥当性を否定できない<br>・人工ペースメーカあるいはICD植え込み患者<br>・長期にわたる中心静脈カテーテル留置患者 |

- 歯周ポケットの存在部位、形態、深さ
- アタッチメントレベル
- 出血の有無

⇒ プロービングから得られる情報

- 骨欠損の状態　→　プローブ＆X線写真＆ボーンサウンディング
- 歯肉縁下プラーク・歯石の有無、量　→　プローブ＆X線写真＆エキスプローラー
- 根面、歯肉の性状　→　プローブ＆X線写真＆エキスプローラー

図❷　プロービングは、単に歯周ポケットの深さを知るだけではなく、さまざまな情報を得ることができる[3]

- **理由4**：心疾患の既往がある患者さんには、菌血症の予防として、歯科治療の前に抗菌薬を服用してもらいます。心疾患以外にも、主治医から歯科治療前に抗菌薬の服用を指示されることもあるので、注意が必要です（**表2**）。

## そもそもプロービングとは？

プロービングとは、歯周プローブを用いて歯肉溝内や歯周ポケットを探索することをいいます。プロービングでは歯周ポケットの深さ、アタッチメントレベル、歯肉縁下プラークの有無、歯肉縁下歯石の有無、歯根面の形態、歯周ポケット底部の炎症の有無を知ることができます（**図2**）[2]。

日々の診療のなかで何気なく行っているプロービングは、単に深さを測るだけではなく、歯周治療に欠かせない診査の一つなのです。プロービングはSRP前後、SPTやメインテナンス時にも実施し、歯周ポケットの変化を評価します。

## プロービングの準備

### 1．デンタルX線写真

プロービングを行う際は、「デンタルX線写真10枚法および14枚法」または「パノラマX線写真」の準備が必要です。X線写真を参照せずにプロービングを行うの

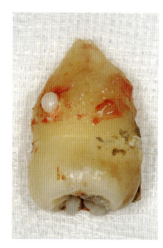

図❸a　エナメルパール（エナメル真珠）。エナメルパールは歯根面上のエナメル質で、そのうち75%が上顎第3大臼歯にみられる[4]（本写真は長谷川嘉昭先生［東京都・長谷川歯科医院］のご厚意による）

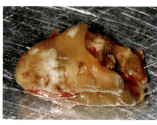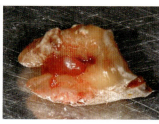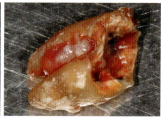

図❸b　セメント質の増生。根面にセメント質が過剰に形成されたものをセメント質増生（セメント質過形成）という。原因としては、外傷性咬合、慢性根尖性炎症、咬合機能の喪失などが考えられている[5]

は、とても危険です。これらの資料を参考にすることで、ある程度は骨欠損や歯根形態の把握、不良補綴物の形態、歯石の沈着状態などを把握できます。

たとえば、プロービングをした際に、プローブに触れるものがすべて歯石とは限りません。エナメルパール（**図3a**）やセメント質（**図3b**）の増生など、複雑な歯根形態なども考えられます。これらは、X線写真を参照しなければ誤った判断をしてしまいがちな状態です。したがって、プロービングを行う際は、X線写真を見えるところに用意しましょう。

2．プローブ

みなさんの医院では、使用するプローブを院内で統一していますか？　正確なプロービング数値を測定するには、使用器具の統一が重要です。プローブは、数値の幅や形態が違うものなど、多種多様です。できれば同じメーカーで、同じプローブに統一することが望ましいです（**図4**）。

### 🟡 プロービングの方法

1．プローブの持ち方

当然、プローブを正しく使うことも重要です。プローブの持ち方は、執筆法変法で軽く把持します。あまり強く把持すると、歯周ポケット内に挿入した際、プローブを介してわかるはずの歯周組織の性状、形態などが感じにくくなります。プローブは指先で軽く保持しましょう（**図5a、b**）。

2．プロービング圧

プローブの先端は0.4〜0.6mm、プロービング圧は20〜25gが適正といわれてい

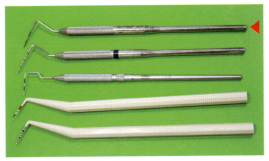

図❹ 各種プローブ。当院ではCP11（◀：Hu-Friedy）で統一している

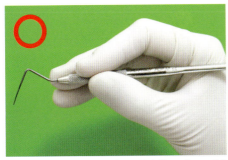

図❺a 正しいプローブの把持方法。プローブを執筆法変法で軽く把持する

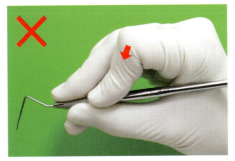

図❺b 間違ったプローブの把持方法。プローブを強く把持し、指に力が入りすぎている（←）

ます。これは、プローブを指に押し当てたときに、痛みなくごく狭い範囲が貧血して白くなるくらいの力です（**図6**）。また、付着を壊さずに、患者さんが痛みを伴わないくらいの圧ともいえます。

　歯肉の炎症状態や患者さんの痛みの感じ方はそれぞれ異なりますので、個別に痛みの有無を確認することが重要です。患者さんにとっては、「プロービング」＝「チクチクする検査」であり、あまり好まれない検査の一つです。私たちが不適切なプロービング圧で検査することで、通院が途絶える場合もあります。したがって、術者自身のプロービング圧を定期的にチェックすることも必要です。

### 3．プロービングの基本操作〜レスト〜

　適切なプロービングを行うには、必ずレストを置かなければなりません。フリーハンドで行うと、適切なプロービング圧で測定することが困難になります。レストは、口腔内で歯に置いたり、口腔外に軽くレストを置いたりなど、部位などに合わせて行いやすい位置に求めましょう（**図7a、b**）。

### 4．プロービングの基本操作〜挿入と操作〜

　プローブを歯周ポケットに挿入する際、歯軸と平行に挿入するのが基本操作です。そして、歯根面から離れないように歯根に沿わせて、歯周ポケット底部までプローブを挿入していきます（**図8**）。このとき、歯周ポケット内を歩くように動かすことを「ウォーキングプロービング」と呼びます（**図9**）。

　ウォーキングプロービングでは、プローブを歯周ポケット内から出し入れせずに行うのがポイントです。ウォーキングプロービングによって、歯周組織の状態や歯根形態、歯根面の状態などを把握できます。また、歯周ポケットの深い部分の見落

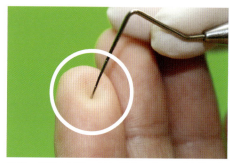

図❻　適正なプロービング圧。プローブを指に押し当てたときに、痛みなくごく狭い範囲が貧血して白くなるくらいの力で、20〜25gといわれている

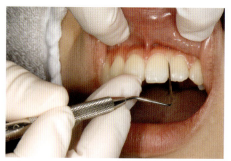

図❼a　口腔内にレストを置く方法。歯に固定を求めている

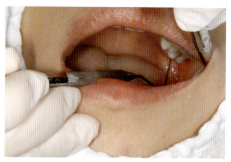

図❼b　口腔外にレストを置く方法。頬などに軽く置く

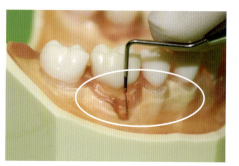

図❽　プローブの挿入方法。プローブを歯軸と平行に挿入、または歯根に沿って挿入するとよい

としを回避できます（**図10**）。さらに、コル部はプローブの挿入が難しく、プロービングの測定に誤差が出ることもあるため、挿入方向を変えながら実施する必要があります。プロービング時に患者さんに痛みを与えてしまう原因の一つに、プローブが歯根から離れてウォーキングプロービングを行っていることがあります。患者さんが痛みを訴えたら、いったんプローブを歯周ポケット内から出し、再度歯軸と平行に挿入し直しましょう。

### 5．プロービング時の注意点（表3）

　プロービングは繊細な操作です。プロービング圧に注意し、歯根面からプローブが離れないように操作しましょう。プロービングを行う前にはソニックブラシなどを用いて、口腔内全体のプラークを除去します。さらに、プロービングを行うときも必ず1歯ずつアルコールワッテでプローブを拭き、隣在歯に移動します。

　このようなひと手間で、できるだけプラークを他の歯周ポケットに移動させない

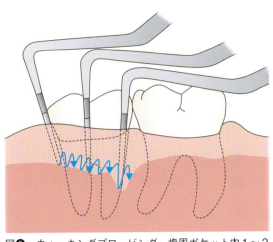
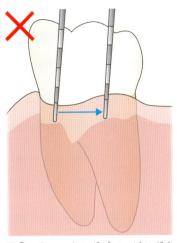

図❾ ウォーキングプロービング。歯周ポケット内1〜2mmの間隔で、細かく移動させる。つねに歯周ポケット内に挿入したままで行い、歯肉縁上にプローブを出さない

図❿ ウォーキングプロービングを怠ると、歯周ポケット底部の深い部分を見落とす可能性がある

表❸ プロービング値に影響を与える要因。いま一度、見直してみよう

| プローブ側 | プローブの種類（形、大きさ、目盛り）、プロービング圧、挿入方向 |
|---|---|
| 組織側 | 歯肉の炎症、歯石、捻転や傾斜、歯冠・歯根の形態、不良補綴物 |
| 術者側 | 経験値などの個人差 |

ことが重要です。冒頭でも述べたように、プロービングの実施によって急発を惹起させてしまうと、患者さんの歯科医院不信に繋がるおそれもあるので、十分に注意しましょう。

【参考文献】
1）感染性心内膜炎の予防と治療に関するガイドライン（2008年改訂版）：http://www.j-circ.or.jp/guideline/pdf/JCS2008_miyatake_h.pdf
2）日本歯周病学会（編）：歯周病学用語集 第3版．医歯薬出版，東京，2019．
3）日本歯周病学会（編）：歯科衛生士のための歯周治療ガイドブック．医歯薬出版，東京，2009．
4）江澤庸博：Dr.EZAWAのルートプレーニングのエキスパートになろう！．医歯薬出版，東京，2011．
5）下野正基，高田 隆（編）：新口腔病理学．医歯薬出版，東京，2008．

CHAPTER 1　臨床記録の収集と治療の準備

# 04 プロービング検査が意味するもの

　本項では、プロービングでどのようなことを把握できるのか、具体的に解説していきたいと思います。
　プロービング時にできれば一緒に検査したい項目として、下記の数値や有無が挙げられます。
- プロービングポケットデプス（Probing Pocket Depth：PPD）
- BOP
- 排膿の有無
- 動揺の有無、程度
- 根分岐部病変

　これらを1枚の用紙にまとめて記入しておくとことで、後のSRPに有益な情報源として役立ちます。

### プロービングポケットデプスとは

　前項で解説したとおり、20～25gのプロービング圧でプローブを挿入したときに、歯肉の辺縁から歯周ポケット底にプローブが到達した距離のことをプロービングポケットデプス（PPD）といいます。PPDは歯の頰舌ともに近心・中央・遠心の6点を測定し、各医院で決められた用紙などに記入していきます。当院では、PPD 4mm以上を赤色で塗り、わかりやすくしています（図1）。また、測定者によって誤差が生じないように、測定者の名前も記入しています。

### プローブは歯周ポケットのどこで止まる？

　プロービングを行う際、挿入したプローブは歯周ポケット内のどこで止まるのでしょうか？
　これは、歯肉の状態に左右されます。健康な歯肉でしたら、付着上皮内でプローブが止まります。このとき、出血はほとんどみられることはありません。歯肉炎でしたらほぼ結合組織線維の付着レベルで止まり、歯周炎でしたら結合組織線維の付着部をわずかに越えて止まるといわれています（図2）[1]。
　このように、プローブが歯周ポケット内で止まるところは歯肉の状態によって変わってくるのです。とくに、歯周炎の歯肉は健康な歯肉と比較してプローブが歯周ポケットに入りやすいことを、みなさんも臨床で経験していると思います。歯肉が炎症によって結合組織内のコラーゲン線維が緩んでくることから、プローブが容易

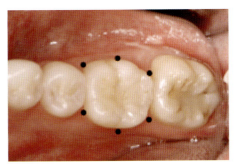
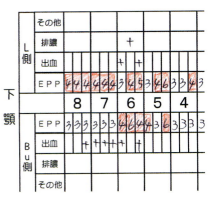

図❶ 左:プロービング時の測定点（6点法）、右:プロービングチャート例

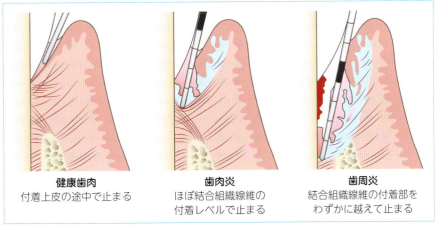

図❷ プロービング時、プローブが止まるところは歯肉の状態によって変わる（参考文献1)より引用改変）

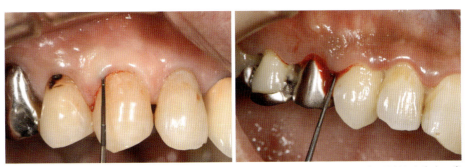

図❸ 両方の写真ともプロービング時の出血がみられる。出血の仕方は異なるが、両者とも歯肉の炎症の存在を意味する

に歯周ポケットに挿入しやすくなるわけです。一方で、健康な歯肉の場合、結合組織内のコラーゲン線維の張力が強い状態なので、プローブは歯肉溝に挿入しにくいわけです。

## プロービング時の出血

　PPDと同様に重要な項目として、プロービング時に起こる出血（BOP）が挙げられます。BOPは、歯周ポケット底部に炎症があると、上皮や結合組織が破壊されプロービングによって歯肉固有層の毛細血管が傷つけられて出血が生じます[2]。このように、BOPは歯周ポケット内の炎症の存在を意味し、重要な臨床パラメータの一つといえます（図3）。

　Langらは、歯周治療後の55名の患者に対し、4年の間に3〜5ヵ月に1回の割

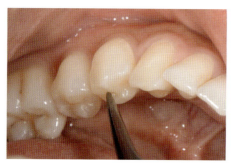

図❹ 動揺の診査方法①：ピンセットを咬合面に当てて動かす方法

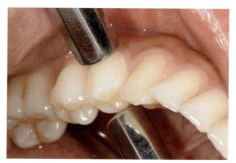

図❺ 動揺の診査方法②：頰舌に器具を置いて動かす方法

合でSPTを行い、BOPと歯周炎進行との関係を調査しました。SPT期間中BOPを16％以下に抑えると、歯周ポケット再形成を有意に抑制できることを示しました[3]。

このように、BOPと歯周炎は深い関係性があるので、記録することが重要です。BOPはプロービング後、約30秒の状態を記録します。

### 🟡 喫煙者のプロービング

患者さんが喫煙者の場合、歯周ポケットが深くなっているにもかかわらず、歯肉に炎症所見が認められない、または出血が伴わないことがあります。その理由の一つとして、タバコに含まれるニコチンの影響を受けることが挙げられます。ニコチンは血管収縮作用を有するため、血流阻害を起こします。したがって、PPDが深くても出血が伴わないので要注意です。また、上下顎前歯部、上顎口蓋部のプロービング値が大きいことも特徴的です[3]。

このように、BOPにはたくさんの情報があるので、必ず記録をとって変化の有無を確認することが重要です。

### 🟡 プロービング時の排膿

プロービング時の出血と同様に、歯周炎の状態を把握する重要な項目として排膿があります。そもそも排膿とは、白血球が歯周病原細菌やその他の細菌と体内で戦い、白血球や歯周病原細菌らの死骸が膿となって排出されたものです。歯肉の結合組織内の血管から遊走した好中球が貪食を行って形成された膿は、細胞間隙を通過して歯周ポケットから流れ出てくるのです[2]。

排膿は、歯周ポケットの中で活発に炎症反応が起きている証拠であり、また歯周組織破壊が進行している状態であるといえます。したがって、とくに炎症がある歯肉から排膿がみられることが多いのです。炎症が強いときにみられる出血に排膿が含まれていることも多く、ドロッとした血液になります。

### 🟡 動揺

歯の動揺には、歯槽骨の吸収や歯周炎の進行による骨レベルの低下によって生じるものや、急性炎症や咬合性外傷、打撲によるもの、あるいは歯周外科手術後の動

表❶ Millerの判定基準[4]

| | |
|---|---|
| 0 | 生理的動揺（0.2mm以内） |
| 1度 | 軽度、唇舌的に0.2～1mm |
| 2度 | 中等度、唇舌、近遠心的に1～2mm |
| 3度 | 高度、唇舌、近遠心的に2mm以上、または垂直方向の舞踏状動揺 |

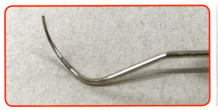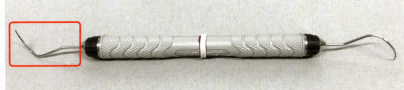

図❻ ファーケーションプローブ

揺などが挙げられます。

　本来、歯は生理的な動揺を有しています。とくに夕方よりも朝のほうが、ブラキシズムなどによって動揺が大きいといわれています。歯周病が進行すると、骨吸収の増加や炎症性変化によって、動揺は著しく変化します。また、急性炎症時の動揺は強くなります。

　動揺の診査方法としては、ピンセットを咬合面に当てて動かす方法や、頰舌に器具を置いて動かす方法などがあります（**図4、5**）。当院では動揺度の診査にはMillerの判定基準[4]を用いて評価し、チャートに記入しています（**表1**）。

### 🟡 根分岐部病変

　根分岐部病変の診査は、根分岐部の交通度を把握するための有益な情報を得られるため、できればプロービング検査と同じタイミングで行いたい検査の一つです。その診査方法はいくつかありますが、当院では臨床現場で広く用いられている「Lindhe & Nymanの水平的分類」を使用しています。この方法では、ファーケーションプローブを使います。この器具を用いて水平的に挿入し、歯冠の幅の1/3未満でしたらⅠ度、1/3を超えるようならばⅡ度、貫通（スルー＆スルー）であればⅢ度と判断します（**図6～8**）[5]。

　しかし、初診時に不良補綴物などが入っていてオーバーハングしている場合は、正確な診査が難しくなります。また、ファーケーションプローブを深部に挿入するので、痛みに対する注意が必要です。プロービング時に、根分岐部病変の診査が難しいと判断されたら、SRP時に麻酔下で行うのも一つの方法です。

　また、デンタルX線写真で根分岐部に透過像が認められる場合でも、付着によってファーケーションプローブが入らない場合もあります。そのようなときは、ファーケーションプローブの無理な挿入は控えましょう（**図9a、b**）。

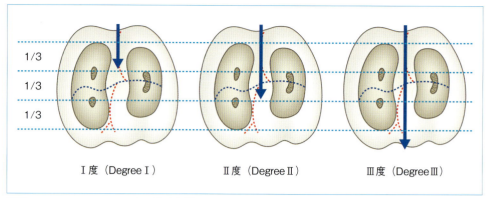

**図❼** Lyndhe & Nyman の水平的分類[5]。DegreeⅠ：水平的な歯周組織破壊が歯の幅径の1/3未満、DegreeⅡ：水平的な歯周組織破壊が歯の幅径の1/3を超えるが、根分岐部を歯周プローブが貫通しない、DegreeⅢ：完全に根分岐部の付着が破壊され、頬舌的あるいは近遠心的に歯周プローブが貫通するもの

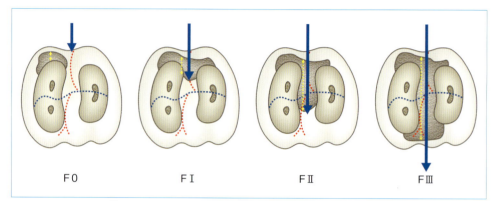

**図❽** Hamp らの分類[5]。F0：根分岐部に対してプローブが侵入しない、FⅠ：水平的喪失が3mm以下、FⅡ：水平的喪失が3mmを超えるが6mm以下、FⅢ：水平的喪失により根分岐部が貫通した状態

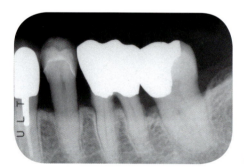

図❾a デンタルX線写真からは、根分岐部病変の交通が疑われる

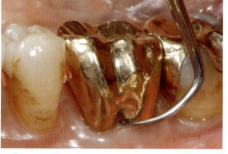

図❾b 付着によってファーケーションプローブが入らない場合、無理な挿入は控える

#### 【参考文献】

1) Herbert F Wolf, Edith M, Klaus H Rateitschak, 日本臨床歯周病学会（訳）：ラタイチャーク カラーアトラス 歯周病学 第3版. 永末書店, 京都, 2008.
2) 日本歯周病学会（編）：歯周病学用語集 第3版. 医歯薬出版, 東京, 2019.
3) Lang NP, Adler R, Joss A, Nyman S: Absence of bleeding on probing. An indicator of periodontal sta-bility. JClin Periodontal, 17: 714-721, 1990.
4) Miller SC: Textbook of Periodontia, 1st ed., Blakiston, Philadelphia, 1938.
5) Hamp SE, Nyman S, Lindhe J: Periodontal treatment of multirooted teeth. Results after 5years. JClin Periodontal, 2: 126-135, 1975.

CHAPTER 2
## SRP

CHAPTER 2　SRP

# 01　SRPの準備

本項から、SRPに入ります。まずは用語の確認をしてみましょう。
- SRP：スケーリングとルートプレーニングの両者を合わせたものです。スケーリングとルートプレーニングを同時に行うことが多いため、SRPと表記されます。
- スケーリング：歯面に付着したプラーク、歯石、その他の沈着物を機械的に除去する操作です。
- ルートプレーニング：歯石や細菌、その他の代謝物が入り込んでいる病的セメント質あるいは象牙質を、スケーラーやキュレット型スケーラーを用いて取り除き、滑沢化することです。歯根面が滑沢化されることにより、プラークの再付着を阻止し、結合組織性付着、上皮性付着を生じやすくします[1]。

普段使い慣れている用語でも、改めて確認することでイメージができ、臨床に繋がると思います。このように、SRPは歯面や根面に付く歯石や沈着物を機械的に除去し、歯面や根面をきれいに滑沢化しますが、「何が」、「どこに」、「どのように」沈着しているかを事前にできるだけ正確に把握することで、適切な器具を選択できます。正しい器具を選択することによってSRPの効率が上がると、歯周組織のダメージを抑えることができます。

###  エキスプローリング

エキスプローリングとは、エキスプローラー（探針）を用いて歯の解剖学的形態、歯面や根面の状態や付着物を探知することです[2]。エキスプローラーはう蝕や歯石の探知、歯周ポケット内や根分岐部、修復部の診査に使用します。歯周治療で用いるエキスプローラーは先端が細く、弾力性のある金属で作られているため、感覚が手指に伝わりやすいです（図1〜3）。

エキスプローラーと同様に、SRP時に欠かせない根面の探索用道具として、WHOプローブがあります。先端部分に「球」が付いていることで、歯石除去や根面解剖学的形態の確認もできます（図4）。

### そもそも歯石とは？

SRPでは、前述のように歯石などの除去と根面などの滑沢化がおもな目的ですが、みなさんは「歯石はなぜ除去しなければならないの？」と患者さんに聞かれたことはありませんか？　歯石自体はバイオフィルムと違い、とくに為害性はありません。歯石はプラークが石灰化したもので、無機質が90％、有機質が約10％で、リン酸

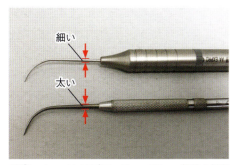
図❶ 上：エキスプローラー、下：一般的な探針。太さの違いがわかる

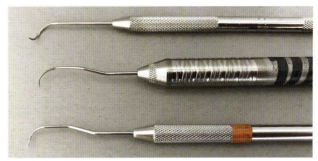
図❷ 各種エキスプローラー。上：ピグテール・カウホーンエキスプローラー（Hu-Friedy）、中：11/12ODU（Hu-Friedy）、下：11/12タイプエキスプローラー（PREMIER·USA）

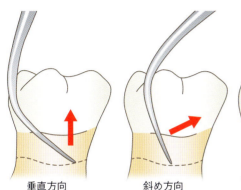

垂直方向　斜め方向　水平方向　CEJ　歯周ポケット底

図❸ エキスプローラーの動かし方。エキスプローラーを軽く把持し、手指に伝わる感覚から根面の状態をイメージする。エキスプローラーは根面に対して垂直や斜め上、水平に動かしてみる[2]。CEJ：セメント-エナメル境

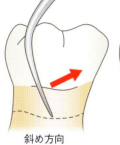
図❹ WHOプローブ（YDM）は先端に0.5mmの球がついており、3mmと2mmで印字されている

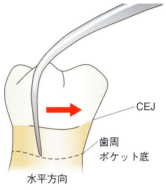
図❺ 歯根表面の凹凸と沈着する歯石。歯石の表面は「軽石」のような形態であるため、細菌にとって絶好の住処となる

カルシウムを主成分とし、その他にはハイドロキシアパタイト、リン酸オクタカルシウム、ウィットロカイト、ブルシャイトなどで構成されています[1]。

　歯石自体に為害性はないものの、物理的性質のために除去しなければならないのです。すなわち、歯石の表面は「軽石」のような形態をしているため、バイオフィルムにとって絶好の住処となり、プラークリテンションファクターとなるのです。したがって、歯石はSRPなどによって取り残しなく除去する必要があります（図5）。

## 歯肉縁上歯石と歯肉縁下歯石の違い

　歯肉縁上歯石は除去しやすく、歯肉縁下歯石は硬くて除去しにくいという臨床経験がみなさんにもあると思います。もちろん、歯石そのものの硬さの違いもありますが、歯石の沈着様式によっても異なります。とくに歯肉縁下歯石の多くは、根面の凹凸の部分に入り込んでいます（図6、7）。

| 歯肉縁上歯石 | 歯肉縁下歯石 |
|---|---|
| ・唾液由来<br>・唾液由来の糖タンパクを介して平坦な根面に沈着<br>・除去しやすい | ・血液由来<br>・根面の凸凹にはまり込むように沈着している<br>・硬く除去しにくい |

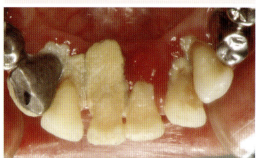
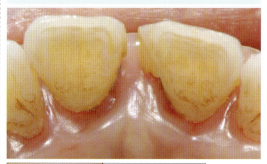
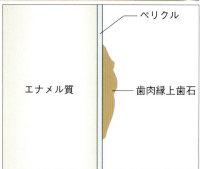
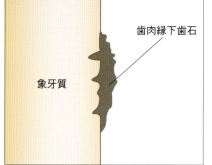

図❻　歯肉縁上歯石と歯肉縁下歯石の違い

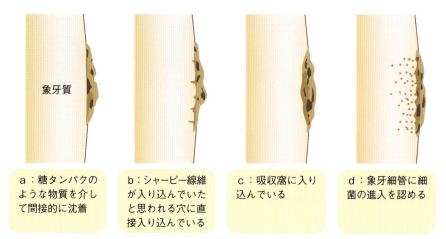

a：糖タンパクのような物質を介して間接的に沈着

b：シャーピー線維が入り込んでいたと思われる穴に直接入り込んでいる

c：吸収窩に入り込んでいる

d：象牙細管に細菌の進入を認める

図❼　Zanderによる歯石の沈着様式には4種類ある。aは歯肉縁上歯石で、b〜dは歯肉縁下歯石で特徴的にみられる[3]

## 器具の選択の重要性

　ここまでで、歯石がどのようなもので、どのように沈着するのかを理解できたでしょうか？　ここからは、いよいよSRPの準備に入ります。SRPを行うにあたり、器具の選択はとても重要です。適切な器具の選択により、患者さんの負担を極力抑えることができ、治療の効率化にも繋がります。

　初診カウンセリングで患者さんからよく聞こえてくる声の一つに、「歯石は取りたくない」があります。その多くは、以前行った歯石除去での疼痛がトラウマになっていることが原因です。また、「歯石を取ってもよいが、機械で取るのはやめてほしい」との訴えもあります。

表❶ ハンドスケーラーと比較した超音波スケーラーの利点と欠点[4]

| 利点 | 欠点 |
|---|---|
| ・多量の歯石除去が容易<br>・側方圧を加える必要がない<br>・刃先を積極的に動かす必要がない<br>・短時間で処置が可能<br>・フェザータッチで使用するので、術者の疲労感が少ない<br>・注水でのキャビテーション効果を期待できる<br>・殺菌作用のある薬液の使用が可能 | ・特有の音・振動を患者が不快に感じることがある<br>・チップを根面に垂直方向に当てるとセメント質にダメージを与える<br>・症例によっては知覚過敏を生じやすい<br>・心臓ペースメーカー装着患者には使用禁忌 |

　私たち歯科衛生士は、無理な機械や器具の使い方によって患者さんに痛みを与えると、「歯石除去＝痛い思い出」となってしまうことを、肝に銘じておく必要があります。とくに超音波スケーラーは、効率よく歯石を除去できますが、一方でチップの当て方によっては、患者さんに不快感を与えてしまうおそれもあるのです。
　私はSRPを行う際、超音波スケーラーとハンドスケーラーの両方を使用します。それぞれを正しく安全に使用できれば、患者さんに不快な思いをさせず、効率よくSRPを行えます。

## 超音波スケーラー

　超音波スケーラーはSRPに欠かせない機材です。しかし、前述したように術者の取り扱いが悪ければ、患者さんに不快な思いをさせてしまうおそれがあります。ここではまず、超音波スケーラーの特徴をおさらいしてみます[4]。
①超音波振動するチップによるメカニカル（機械的）な歯石の粉砕
②冷却目的の注水による歯周ポケット内イリゲーション（洗浄）
③水と超音波振動によって発生した気泡が内方向に破壊するエネルギーを利用したキャビテーション（空洞現象）の効果
④マイクロストリーミング（渦状の定流）によるキャビテーション領域の拡大などの効果により、歯周ポケット内のデブライドメントを行う
　このように、超音波スケーラーは優れた特徴をもっており、取り扱いさえ間違えなければ、患者さんや術者にも負担が少ない、効率のよいSRPを行えます（表1）。
　また、超音波スケーラーはハンドスケーラーよりも利点が多く、近年では各社から発売されている超音波スケーラー用チップも、種類が豊富です。とくに根分岐部病変は、グレーシーキュレットスケーラーの刃部では挿入が制限される箇所もありますが、超音波スケーラー用チップだとアプローチが可能な場合もあります。

**【参考文献】**
1）日本歯周病学会（編）：歯周病学用語集 第3版. 医歯薬出版，東京，2019.
2）Jill S.Nield-Gehring：目で見るペリオドンタルインスツルメンテーション. 医歯薬出版，東京，2009/2010.
3）Zander HA: The attachment of calculus to root surfaces. J Periodontol, 24: 16-19, 1953.
4）沼部幸博：超音波スケーラーの現在. 日本歯周病学会誌，57(1)：49-52，2015.

CHAPTER 2　SRP

# 02 効率のよい SRP ①
## 超音波スケーラーの有効活用

　本項では、効率のよいSRPの方法として、超音波スケーラーの使用方法を解説します。前項でも述べましたが、超音波スケーラーはSRPには欠かせない機材であり、超音波スケーラーの特性を活かすことで、効率のよいSRPを行うことができます。

　具体的には、超音波振動の利用によって硬い歯肉縁下歯石を粉砕でき、患者さんの疲労軽減だけではなく、術者の疲労も軽減されます。超音波スケーラーは力をかけて歯石を除去するのではなく、「フェザータッチ」（後述）を心がけましょう。

### 🟡 超音波スケーラー使用時のチェック項目

**1．チップの装着に問題はないか？**

　チップに緩みがあると動力がチップに伝わりにくく、超音波スケーラーの効力が十分に発揮されません。また、口腔内へのチップ落下は、絶対に防がなければなりません。超音波スケーラーに付属の着脱器を用いて、緩みのないようにしっかり装着しましょう。

**2．十分な注水はできているか？**

　超音波スケーラーは熱をもつので、冷却目的として十分な注水が必要になります。その注水の中の気泡が破裂してエネルギーを放つときにキャビテーション効果が生じ、バイオフィルムを破壊する一助になります。

　また、給水ボトルに薬液（洗口液）を入れることもあります。しかし、超音波スケーラーと薬液を併用することで劇的に効果が上がったという報告はあまりないようです[1,2]。ただ、超音波スケーラーと薬液の併用により、出血などによる不快な味がしにくくなり、感覚的にも「スッキリした！」とおっしゃる患者さんの声をよく耳にします。

　知覚過敏が出やすい患者さんや冬場は、給水ボトルにお湯を入れて使用しています。このように、患者さんにできるだけ不快な思いをさせないように配慮することは必要だと思います（**表1**）。

**3．チップの摩耗や変形はないか？**

　どんなに優れた超音波スケーラーでも、摩耗や変形したチップを使用すると、その効率は半減します。使用時にはチップの摩耗や変形がないか、各製品に付属のチップウェアガイドで定期的にチェックするように心がけましょう（**図1**）。

表❶ 各種洗口液などがプラーク形成と歯肉炎に与える影響。クロルヘキシジンはプラークや歯肉炎の抑制に効果があるが、機械的にバイオフィルムを壊すことが最も大事（参考文献[3]より引用）

| 洗口液 | プラーク抑制率（％） | 歯肉炎抑制率（％） | 観察期間 |
|---|---|---|---|
| クロルヘキシジン（CHX）0.1〜0.2％ | 21.6〜61.0 | 18.2〜39.0 | 6ヵ月 |
| 塩化セチルピリジウム（CPC）0.05〜0.10％ | 15.8〜28.2 | 15.0〜24.0 | |
| エッセンシャルオイル | 18.8〜36.1 | 14.0〜35.9 | |

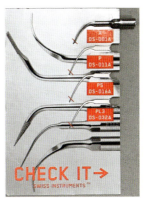

図❶ チップウェアガイドで超音波スケーラーのチップがどの程度すり減っているかを確認する。チップが赤い線まで摩耗したら廃棄する

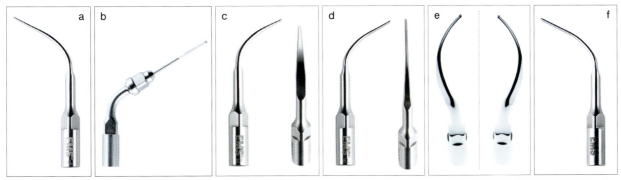

図❷ a：チップP（天然歯用：EMS）。b：チップPI（補綴歯用：EMS）。c：チップA（EMS）。おもに歯肉縁上の歯石除去に使用。d：チップPS（EMS）。歯肉縁下10mmまでの深いポケットに使用可能。当院でも使用頻度が高くプローブと同じ太さなので使いやすい。e：チップPL4/PLS5（EMS）。根分岐部の凹部や歯根離開度の狭い部位に使用。f：チップPL3（イリゲーション用：EMS）

### フェザータッチとは？

　超音波スケーラーは、ハンドピースを執筆状で軽く把持します。とくに重要なのは、前述した「フェザータッチ」です。フェザータッチとは、チップの側面の先端約1〜2mmの部分を歯面や根面に軽く接触させ、振動によって歯石を破壊します。超音波スケーラーが軽く接触することで、沈着物を破壊します。したがって、力を入れて沈着物に接触させると超音波振動を抑制してしまい、かえって作業効率を低下させてしまうのです。

### チップの選択方法

　各社から、さまざまな超音波スケーラー用のチップが発売されています。どのような部位や目的に使うのかにより、チップを使い分けることが大切です。チップの選択によって作業効率が変わってきますので、用途に適したチップを見極めることが大事です。

　使用するチップは、以下に示す目的や対象によって使い分けます。
- 天然歯（図2a）
- 補綴歯（インプラント：図2b）
- 歯肉縁上歯石の除去（図2c）
- 歯肉縁下歯石の除去（図2d）
- 根分岐部（図2e、図3）
- イリゲーション（図2f）

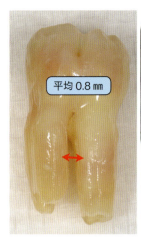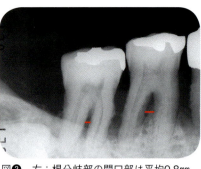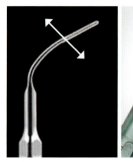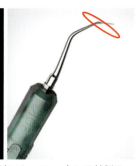

図❸ 左：根分岐部の開口部は平均0.8mm。新品のキュレット約0.75〜1mmより狭い場合が多い。超音波スケーラーチップのほうが挿入しやすい[4]。右：臼歯部では後方の歯ほど離開度が狭くなる

図❹ 左：ピエゾ式超音波スケーラー（EMS社製チップ）は直線的な動きをする。右：マグネット式超音波スケーラー（キャビトロン）は楕円の運動をする

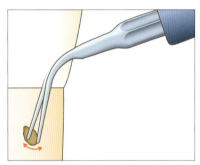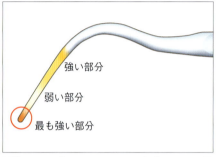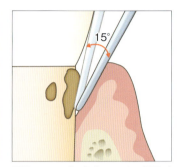

図❺ チップの側面を根面に当てることで、根面へのダメージを最小限に抑えられる

図❻ チップのパワーは、その部位によって異なる

図❼ チップの角度は、その側面が歯面に対して平行〜15°で使用する

## チップの当て方

　超音波スケーラーには、大きく分けてピエゾ式（EMS：松風、バリオス：ナカニシ、スプラソン：白水貿易など）とマグネット式（キャビトロンなど）の2種類があり、国内でのシェアは前者が多いといわれています。

　ピエゾ式の超音波スケーラーは、チップ先端部が直線的な動きをします（図4）。一方、マグネット式の超音波スケーラーは楕円の運動をします。まずは自分たちが使用している超音波スケーラーがどちらの方式かを確認したうえで、チップの動きを知る必要があります。

　ピエゾ式の超音波スケーラーは直線的な動きをしますので、チップの側面を当てると最も効果的です。また、根面へのダメージを考えると、チップの側面を根面に当てることで、ダメージを最小限に抑えることができます。前述したフェザータッチを意識して、チップ側面の先端約1〜2mmの部分を軽く接触させ、歯石を破壊していきます（図5、6）。

## チップの角度

　チップの角度は、その側面が歯面に対して平行〜15°で使用します（図7）。角度が大きくなると、チップの側面ではなく、チップの先端が歯面に当たるようになり、当然ながら根面が受けるダメージは大きくなります。

　歯肉縁上歯石は直視できますが、歯肉縁下歯石は直視できないため、とくにチップの角度に気をつけましょう。また、患者さんが疼痛を訴えたときの、原因の一つ

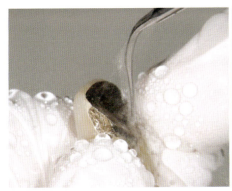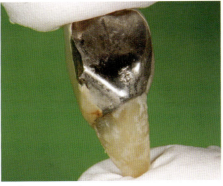

図❽　チップの先端を少し当てただけで、補綴装置は傷ついてしまう

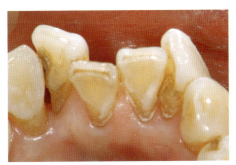

図❾　白濁したエナメル質か歯肉縁上歯石かの判断が難しい場合がある。まずはしっかりと判別することを意識し、それから適切な器材を選択する必要がある

として、チップの角度や当て方が悪いことが挙げられます。

### 超音波スケーラー使用時の注意点

　超音波スケーラーは、特徴を理解して上手に使用することで、効率よく、そして術者の負担も少なく、歯石を除去できます。しかし、間違った使い方をしてしまうと、歯面にダメージを与え、患者さんに大きな負担を強いてしまいます。

　前述したとおり、とくにチップの先端部分を歯面や補綴装置に当ててしまうと、それらにダメージを与えてしまいます（図8）。また、歯面の白濁したエナメル質を歯肉縁上歯石と間違えてしまい、超音波スケーラーで取ってしまうことがあります（図9）。誤って歯質を削ってしまうと、患者さんに強い疼痛を与えてしまいます。このようなことを起こさないためには、まずはどこまでが歯肉縁上歯石で、どこからがエナメル質なのか、しっかり判別することを意識しましょう。ちなみに、このように、白濁と歯肉縁下歯石の境界がよくわからない場合、私はまずハンドスケーラーを用いてスケーリングを行い、その後に超音波スケーラーを使うようにしています。

**【参考文献】**
1）山本浩正：Dr. Hiroの実践！歯周治療．クインテッセンス出版，東京，2012．
2）竹中彰治：洗口液なるほど活用術．デンタルダイヤモンド社，東京，2016．
3）五味一博：歯科衛生士が知っておきたい洗口剤の応用．日本歯周病学会誌，58(2)：86-90，2016．
4）岡本 浩：根分岐部病変アトラス 症例から学ぶ最新の歯周治療．医歯薬出版，東京，1999．

CHAPTER 2　SRP

# 03 効率のよいSRP ②
## グレーシーキュレットの基礎知識

　本項では、SRPに欠かせないグレーシーキュレットについて解説します。

###  用語のおさらい

#### 1．スケーリング
　歯面に付着したプラーク、歯石、その他の沈着物を機械的に除去する操作のことです。スケーリングは、歯周病の予防や治療の一手段として重要であり、スケーラーを用いて行われます。歯肉辺縁を境に、歯冠側では歯肉縁上スケーリング、根尖側では歯肉縁下スケーリングと呼びます[1]。

#### 2．ルートプレーニング
　歯石や細菌、その他の代謝物が入り込んだ粗造な病的セメント質、あるいは象牙質を取り除いて滑沢化することです。プラーク、歯石が再び沈着することを阻止し、また生物学的為害性のない歯根面を作ることにより、結合組織性付着や上皮性付着を生じやすくします。ルートプレーニングは、キュレットスケーラーや超音波スケーラーなどを用いて行われます[1]。

#### 3．スケーラー
　スケーラーは、大きくシックルスケーラーとキュレットスケーラーとに分けられます。キュレットスケーラーは、さらにユニバーサルキュレットとグレーシーキュレットに分かれます。さらに、ホウ型、ファイル型、チゼル型とありますが、ここでは省略します。

●シックルスケーラー
　シックルスケーラーの用途は、おもに歯肉縁上の歯石除去や色素沈着除去、プラーク除去です。シックルスケーラーは、浅い歯肉縁下の歯石除去に使用することもありますが、どちらかといえば歯肉縁下には不向きなスケーラーです（**図1、表1、2**）。

●ユニバーサルキュレット（**図2、表3**）
　ユニバーサルキュレットは両刃で、第1シャンクに対して刃部の内面の角度が90°になっています。また、刃部側面両側にカッティングエッジがついているため、スケーラーを持ち替えることなく、一つのブレードで1/4顎のスケーリングが可能です。そのため、短時間に大量の歯石を除去できる特徴があります。

●グレーシーキュレット（**図3、表4**）
　グレーシーキュレットは、第1シャンクに対して刃部が傾いた下側（片側）に70°

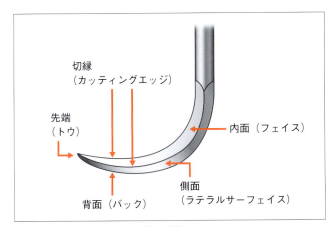
a：シックルスケーラーの刃部の名称

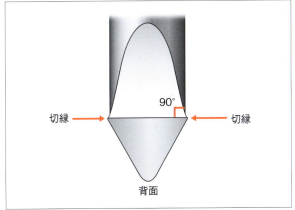
b：シックルスケーラーの断面図

図❶ a、b　シックルスケーラーのブレードの構造[2]

表❶　シックルスケーラーの分類[2]

| 刃部の形態 | | 頸部の形態 | |
| --- | --- | --- | --- |
| カーブドシックルタイプ | | 直線形 | |
| | | 屈曲形 | |
| ストレートシックルタイプ | | 直線形 | |
| | | 屈曲形 | |

表❷　シックルスケーラーの特徴[3]

| |
| --- |
| ・先端が尖っている |
| ・おもに歯肉縁上のスケーリング |
| ・カッティングエッジが2つついている |
| ・ブレードの断面は逆三角形 |
| ・刃部が曲のものと直のものがある |
| ・ブレードの内面が第1シャンクに対して90° |

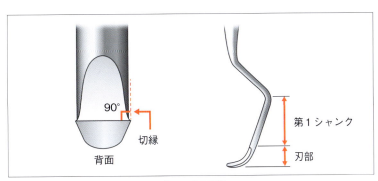

図❷　ユニバーサルキュレットのブレードの構造

表❸　ユニバーサルキュレットの特徴[3]

| |
| --- |
| ・先端は丸い |
| ・歯肉縁上、歯肉縁下のスケーリングが可能 |
| ・カッティングエッジが2つついている |
| ・ブレードの断面は半円形 |
| ・ブレードの内面が第1シャンクに対して90° |

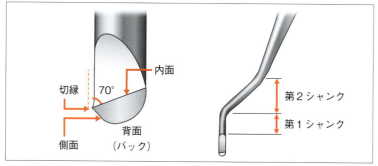

図❸ グレーシーキュレットのブレードの構造

表❹ グレーシーキュレットの特徴[3]

| |
|---|
| ・先端は丸い |
| ・カッティングエッジが1つついている |
| ・ブレードの断面は半円形 |
| ・ブレードの内面が第1シャンクに対して70° |
| ・傾いた下側（片側）に刃部がついている |

でついています。もともと、ユニバーサルキュレットでスケーリングした後に取り残された歯石や細かい沈着物を除去することを目的に、開発されました。開発当初は"フィニッシング"（仕上げ用）という名称でしたが、のちに開発者であるグレーシー博士の名前をとって、グレーシーキュレットと呼ばれるようになりました。

### 安定した姿勢

SRPの効率が悪くなる要因の一つに、術者の姿勢があります。その改善には、まずハンドスケーラーを持つ前に、安定した姿勢をとることが重要です（**図4、5**）。

具体的には、術者の胸部の下あたりに患者さんの頭部がくると、術者の作業スペースを広く確保できます。また、足をしっかりと床につけると、力を入れやすくなります。

### ハンドスケーラーの持ち方

ハンドスケーラーは、CHAPTER 1の03で紹介したプローブと同様に、執筆状変法で把持します（**図6**）。手指や腕が疲れないように持ち、根面形態の感触が手指に伝わることが重要です。間違った方法でハンドスケーラーを把持すると、手指の負担や作業効率の低下に繋がります（**図7**）。

### レストのとり方

キュレット操作では、正しくレストをとることも大切です。レストをとらずにキュレット操作を行うと、SRPの効率が下がるだけではなく、粘膜を傷つけてしまうおそれがあります。また、施術中は出血を伴うことから、口腔内が滑りやすくなるため、しっかりと安定したレストをとることが必要です（**図8〜11**）。

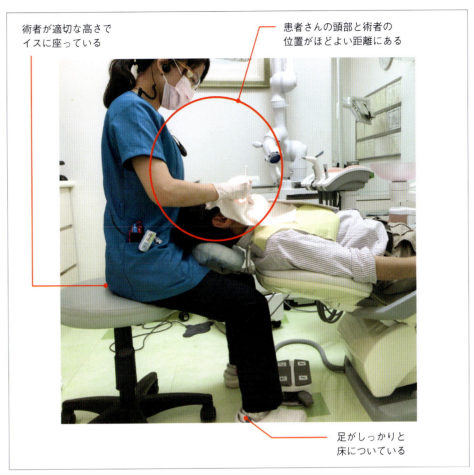

図❹　正しい姿勢

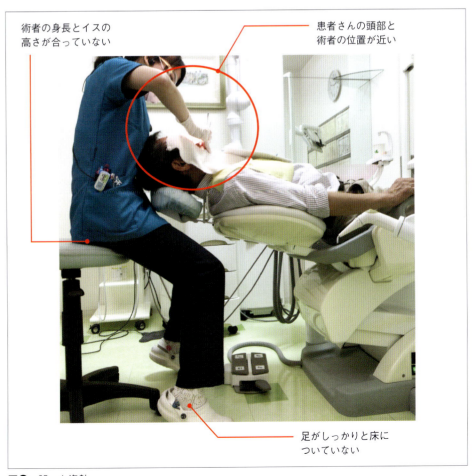

図❺　誤った姿勢

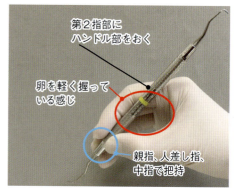

図❻　正しい把持方法

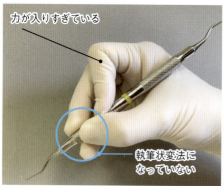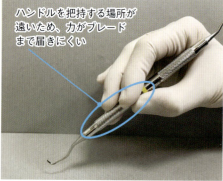

図❼　誤った把持方法

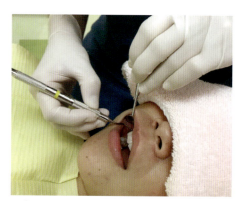

図❽　レストをとらずにフリーハンドでSRPを行うと、たいへん危険

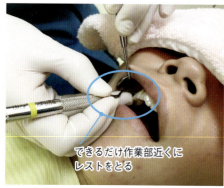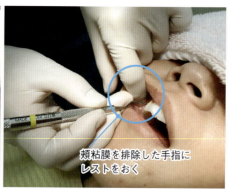

a：作業部近くにレストをとる方法　　b：フィンガーオンフィンガーレスト

図❾a、b　口腔内でのレストのとり方

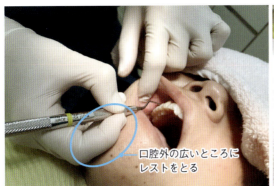 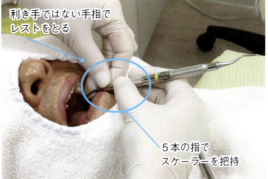

図❿　口腔外でのレストのとり方①

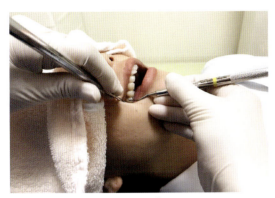 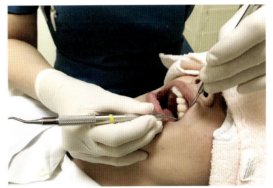

a：口腔外レスト（パームアップ）　　　　　　　　　b：口腔外レスト（パームダウン）
図⓫a、b　口腔外でのレストのとり方②

**【参考文献】**
1）日本歯周病学会（編）：歯周病学用語集 第3版. 医歯薬出版, 東京, 2019.
2）全国歯科衛生士教育協議会（監）：歯科予防処置論・歯科保健指導論. 医歯薬出版, 東京, 2011.
3）モリタ：ヒューフレディ総合カタログVol.1. ヒューおじさんとレディーちゃんのWHAT IS THIS?

CHAPTER 2　SRP

# 04　効率のよいキュレット操作

本項では、グレーシーキュレットの操作方法について解説します。

### 🟡 作業角度

まずは、グレーシーキュレットの挿入から作業角度までをおさらいします（**図1～4**）。歯肉を傷つけずに、グレーシーキュレットをスムーズに歯周ポケット内に挿入するために、以下のことに留意します。
①歯肉縁下への挿入時、フェイスと歯面の作業角度は0～40°にする。
②歯石除去時、フェイスと歯面との作業角度は45～90°にする。
③インスツルメンテーションを成功させるには、そのストロークの間、作業部の角度を正しく維持し続ける必要がある。

### 🟡 ストローク

歯周ポケットにグレーシーキュレットを挿入できたら、動かしていきます。具体的には、本章01で解説したエキスプローラーの動かし方と同様に、歯冠側方向へ向けて水平方向、斜行方向、垂直方向へと動かしていきます。第1シャンクを歯面に沿わせると、70°の角度になるようになっています。適切な角度で歯面に当てることで垂直方向の力が加わり、効率よく歯石を除去できます。

### 🟡 バニッシング

バニッシングとは、歯石を除去できずに、歯石の表層部だけを除去することです。結果として、表層が削られて磨かれた歯石が残ります。刃部と歯面の角度が適切ではないと、このような結果になります。また、バニッシングされた歯石は歯石探知

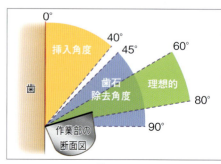

図❶　作業部の角度[1]

- 歯肉縁下への挿入時、フェイスと歯面との作業角度は0～40°である
- 歯石除去時、フェイスと歯面との作業角度は45°より大きく、90°より小さい。歯石除去には60～80°の間が理想的である

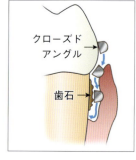

図❷　挿入時の角度。挿入の際、フェイスをできるだけ歯面に近づける。この角度でキュレットを慎重に歯肉縁下へ滑り込ませ、歯根面に沿ってポケット底まで挿入する[1]

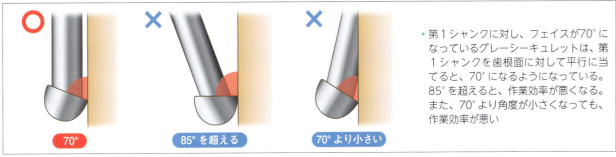

- 第1シャンクに対し、フェイスが70°になっているグレーシーキュレットは、第1シャンクを歯根面に対して平行に当てると、70°になるようになっている。85°を超えると、作業効率が悪くなる。また、70°より角度が小さくなっても、作業効率が悪い

図❸　グレーシーキュレットの歯面への当て方

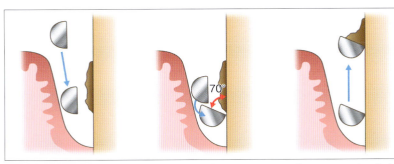

①グレーシーキュレットを挿入。フェイスを歯根面に沿わせる
②グレーシーキュレットを起こす。歯石の下まで挿入し、第1シャンクを歯根面と平行にする
③グレーシーキュレットを引き上げる。第1シャンクと歯根面を平行のままで引き上げる

図❹　グレーシーキュレットの挿入・引き上げ。歯肉をなるべく傷つけないように気をつける

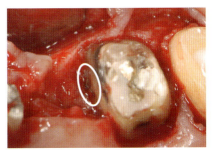

図❺　歯石の取り残しが認められる（白丸部）

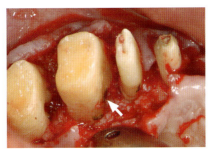

図❻　隅角の歯石の取り残し

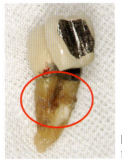

図❼　根面溝の歯石の取り残し

を困難にするため、十分に注意する必要があります。

### 歯石の取り残しが多い場所と対策

#### 1．セメント－エナメル境（CEJ）

CEJ付近に歯石の取り残しが多い理由は、CEJと歯石の違いを触知しにくいからです（図5）。取り残しを防ぐには、術前にエキスプローリングを行うとよいのです。

#### 2．隅角

隅角部にも、歯石の取り残しが多くみられます（図6）。隅角部に沈着した歯石の除去を苦手とする方が多いと感じます。隅角部は、グレーシーキュレットの挿入方向や根面への当て方、ミニタイプのキュレットを選択することで、歯石の取り残しを防げます。

#### 3．根面溝

根面溝も歯石の取り残しの多い場所の一つで、キュレットの刃部が当たりにくいことがしばしばあります（図7）。その理由として、根面溝へのアプローチの難しさが考えられます。グレーシーキュレットをミニファイブ（図8）に変更する、も

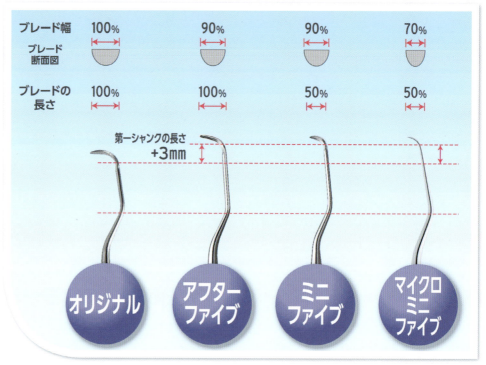

**オリジナル（Original）**
現在世界のグレーシーキュレットの基準となっている。グレーシー博士が考案した当初のシャンク・ブレードの長さ・幅。

**アフターファイブ（After Five®）**
5mm以上の深い歯周ポケットや根面に到達。オリジナルより第一シャンクが3mm長く、ブレードが10％細いため、歯肉への挿入が容易で組織への負担を軽減。

**ミニファイブ（Mini Five®）**
5mm以上の深い歯周ポケットや根面に到達。ブレードはオリジナルとアフターファイブ（After Five®）の半分の長さで、狭いポケットや根分岐部での使用に適用。オリジナルより第一シャンクが3mm長く、ブレードが10％細いため、歯肉への挿入が容易で組織への負担を軽減。

**マイクロミニファイブ（Micro Mini Five®）**
5mm以上の深い歯周ポケットや根面に到達。シャンクとブレードの長さは、ミニファイブと同等だが、幅がオリジナルより30％細いため、歯肉への挿入がさらに容易で組織への負担を軽減。

図❽　Hu-Friedy 各種グレーシーキュレット

しくはキュレット操作を根面に対して垂直（バーティカルアプローチ）ではなく水平（ホリゾンタルアプローチ）操作すると、歯石の取り残しを防ぐことができます。

### 4．根分岐部

　根分岐部に歯石の取り残しが多い理由は、解剖学的に形態が複雑であり、挿入が難しいからです。よって、まずは解剖学的形態を熟知することが大切です。そのうえで、グレーシーキュレットの挿入やストロークを行っていきます。

　新品のキュレットのほうが刃部の幅が広いため、挿入が困難な場合が多いです（**図9**）。私は適切なシャープニングが行われて刃部が細くなったスケーラーを使用していますが、歯周ポケット内で破折する可能性があるため、使用に際しては注意が必要です。ミニファイブまたはマイクロミニファイブ（Hu-Friedy：図8）やアメリカンイーグルスケーラーのXPシリーズ（ジーシー）は刃部の幅が細いため、根分岐部病変や狭い歯周ポケットへの挿入が容易です（**図10**）。超音波スケーラーは根分岐部用に設計されたチップが多いので便利です。

　SRPを効率よく行うにあたり、再確認したいことを下記に挙げます。
- 適切にシャープニングされたキュレットを準備する

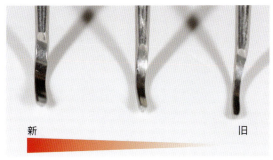

図❾　新品のキュレットのほうが刃部の幅が広いため、挿入が困難な場合が多い

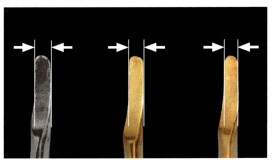

図❿　アメリカンイーグルスケーラー XP シリーズ（ジーシー）。左：ステンレススチール、中央：XP、右：XP Pro Thin。ブレードの幅は右にいくに従って10％ずつ減少している

- 歯周組織精密検査用紙、デンタル X 線写真10枚法を見えるところに準備する
- プローブやエキスプローラーで触知する
- 歯肉を傷つけないように挿入する
- 安定したレストをとる
- ブレードの角度を意識しながらしっかり当てる
- 適度な側方圧をかける
- 引き上げ時は歯根面と平行にする
- 不要な部位をストロークしない

　以上のことを気にかけながら SRP を行うことで歯石を除去でき、滑沢な根面になると考えています。

　また、私が SRP 完了の目安としていることを以下に列挙します。

- 根面の粗造感がない（エキスプローラーや WHO プローブを使用）
- 滑沢にする前と比べて、ガラスを磨くような音に変化する（「ガリガリ」→「キュッキュ」）
- 出血した血の色の変化（濃い赤→鮮血）

　これらの内容を判断基準とすることで、不要な SRP を行わないようにしています。

　また、当院では SRP 後にデンタル X 線写真を撮影し、歯石の取り残しを確認しています。その後、イメージスケッチの記入を行います（イメージスケッチの詳細は、CHAPTER 3で解説します）。

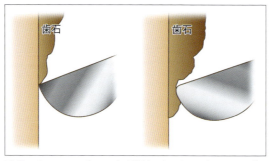

図⓫　カッティングエッジが鋭利でないと、バニッシングの原因になる。左：鋭利なカッティングエッジ、右：鈍なカッティングエッジ

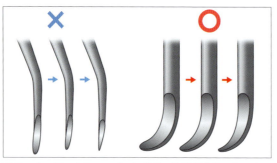

図⓬　左：誤ったシャープニング例。先端が尖り、シックルスケーラーのようになっている。右：正しいシャープニング例。ブレードの原型を保ち、幅が少しずつ細くなるように意識する

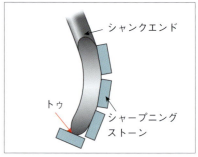

図⓭　シックルやユニバーサルと違い、グレーシーキュレットのカッティングエッジは湾曲しているため、シャンクエンドからトゥ（つま先）へ少しずつずらしながらシャープニングする

### 🟡 シャープニング

　適切なSRPを行うにあたってもう一つ重要なのが、適切にシャープニングされたスケーラーの使用です。シャープニングができていないスケーラーを使用すると、作業効率の低下、歯石の取り残し、軟組織の損傷、歯根面への傷、バニッシングなどが起こります（図11）。よって、シャープニングはとても重要なのです。

### 🟡 スケーラー本来の形を維持できている？

　せっかくシャープニングをしても、原型を変えてしまっては意味がありません。本来の形を保ちながらシャープニングすることが重要です（図9）。たとえば、スケーラーのつま先だけが先細りになってシックルスケーラーのような形になる理由の一つに、つま先だけをシャープニングしていることが考えられます。刃部全体をシャープニングすれば、先細のスケーラーにならないのです（図12、13）。

### 🟡 シャープニングの方法（グレーシーキュレット）

①グレーシーキュレットを利き手の反対で持ち、砥石を利き手で持つ。
②グレーシーキュレットの刃部の上面（フェイス）を、床と平行に置く。このとき、グレーシーキュレットは分度器では70°、時計では11時の位置にする。
③砥石は110°、または1時の位置で持つ。図14のように、分度器や時計を利用するとわかりやすい。
④砥石全体を上下に動かし、シャープニングする。このとき、グレーシーキュレッ

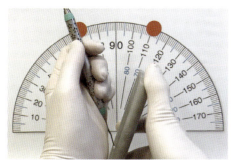
図⓮ グレーシーキュレットの場合、スケーラーを70°に傾け、砥石は110°に傾ける

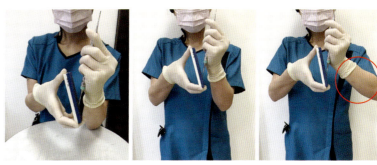
図⓯ 左：机に肘をつけると固定しやすい。中央：脇を締めることで、スケーラーが安定しやすい。右：脇が開くと、スケーラーの固定が難しくなる

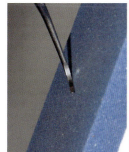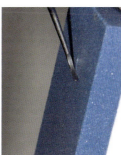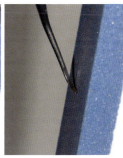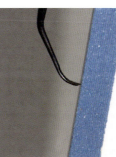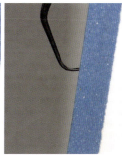
図⓰ 刃部の中央から上下に砥石をストロークさせ、反対側のつま先までシャープニングする

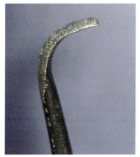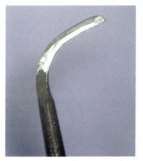
- 適切にシャープニングされている
- カッティングエッジが複数みられる

図⓱ マイクロスコープで見た刃部

トを持っている手を動かさないように注意し、脇を締めて手が動かないように固定する（図15）。

⑤刃部全体のシャープニングが終わったら、必ずつま先まで行う。つま先のシャープニングは、同部を越えるくらい行う。このようにすると、先細のスケーラーになることを防げる（図16）。

⑥ワイヤーエッジを防ぐために、シャープニングはアップストロークで終わるのではなくダウンストロークで終わる。

⑦図17左のように、刃部が一面になるようにシャープニングする。図17右のように、カッティングエッジが複数にならないように気をつける。

【参考文献】
1）Jill S, Nield-Gehrig（著），和泉雄一，吉田直美，小森朋栄（監訳），松崎愛子（訳）：目で見るペリオドンタルインスツルメンテーション Ⅱアセスメントとインスツルメンテーション 第6版．医歯薬出版，東京，2010．

CHAPTER 3
# イメージスケッチの描き方と活用

CHAPTER 3　イメージスケッチの描き方と活用

# 01 イメージスケッチをはじめよう

本項から、いよいよ本書の目的である「イメージスケッチ」の解説に入ります。

### イメージスケッチとは

イメージスケッチとは、スケーリングやルートプレーニングを行うときに、歯根面や骨欠損の状態、歯周ポケット周辺の状況を探り、多くの有益な情報を記録することです。

そもそもイメージスケッチは、当院の水上哲也先生が1993年にUCLAへ研修に行った際、Dr. Henry Takei に教えていただいたものです。スケーリングやSRP時に得た情報をメモ書きとして保存することを教えていただき、帰国後すぐに実践し始めました。いまでも、当院ではスケーリングやSRP時にイメージスケッチを記入しており、歯周治療において欠かせない資料の一つとなっています。

イメージスケッチは奥が深く、理解するのに少々時間がかかります。本書で初めてイメージスケッチという言葉を知った方がほとんどではないでしょうか。

私自身、イメージスケッチを理解して描けるようになるまでに、時間がかかりました。当初は、SRPを上手にできないうえに、イメージスケッチも描かなければならないと、焦る気持ちでいっぱいでした。先輩歯科衛生士のスケッチを参考に、真似しながら一生懸命に描いていたことを思い出します（**図1、2**）。

どんな歯科衛生士業務でも、1回や2回の経験でマスターできるものはありませ

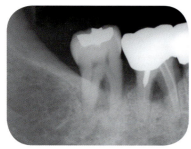

図❶　SRPを始めて間もない時期（2年目）に担当した症例。かなり骨吸収が進行し、根分岐部病変まで来していることがわかる

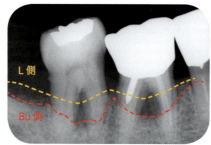
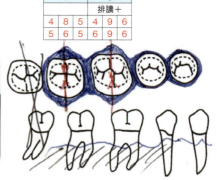

図❷　デンタルX線写真から読み取れる頬舌側の歯槽頂線のラインとイメージスケッチ。この当時は根分岐部病変は把握できたものの、骨吸収の度合いまで把握できていない。イメージスケッチ上部の歯周組織精密検査表内の赤字は出血を示す（以下、同じ）

ん。イメージスケッチも同様で、取り組み始めて1回目ですぐに理解し、描けるようになるのは難しいです。SRPの経験を重ねることで根面をイメージできるようになり、それをスケッチとして落とし込んで描くため、臨床経験も必要になるのです。

では、どのようにイメージスケッチを描けばよいか、そのポイントを本項で解説していきます。

### イメージスケッチは何のために描く？

日々患者さんと接している歯科衛生士は、患者さんの口腔内のみならず、全身や生活背景の変化など、さまざまな異変をすばやく察知できる立場にあると思います。みなさんは、それらを何らかの方法で記録に残しているでしょうか。

たとえば、口腔内の変化なら口腔内写真やデンタルX線写真で、患者さんの全身や生活背景の変化なら歯科衛生士カルテに文字で残していると思います。それらを利用して歯科医師に報告したり、スタッフ間で情報を共有したりすることでしょう。とくに歯科医師とともに治療計画を立案する際に、歯周外科へ移行するかどうかなどもイメージスケッチを参考にします。

当院では、OHIで実際に行った指導や現状の口腔内、PCRの変化などを歯科衛生士カルテに記入しています（**図3**）。また、スケーリングを行った場合も、歯石の量や使用した器材などを記録に残しています。しかし、ほとんどの歯科医院では、SRPを施術したら、それで終わりになっているのではないでしょうか。SRPでも同じように記録を残すと、のちに有益な情報となります。イメージスケッチは、歯科衛生士カルテの一つとして記録を残す資料なのです。

### イメージスケッチをどのように利用するか

前述のとおり、イメージスケッチは記録を残す資料なので、SRP時に気づいた根面の情報のみではなく、歯周組織や粘膜、補綴様式、う蝕など、気がついたことなら何でも記録するメモのように描き込んでいきます。このような情報を記録に残すことで、のちに異変や変化などが起きたときに確認できます。とくにSRPは、根面を探ってその状態や骨吸収の程度などの情報を得られる絶好のチャンスです。それらを記録に残すことで、のちの情報と繋がっていきます。

また、歯科医師に現状を説明する際にも、イメージスケッチを活用するとイメージを共有しやすくなります。みなさんがSRP後に患者さんに治療内容を説明する際にデンタルX線写真を用いることがあると思いますが、患者さんが読影して状態をイメージすることは非常に難しいです。しかし、イメージスケッチを用いて説明すると、患者さんにも歯石の沈着具合や骨吸収の進行具合などがわかり、イメージしやすいのです。このように、イメージスケッチは歯科医師や患者さんに情報を伝達するツールとしてもたいへん役立つものなのです。

### 歯科用コーンビームCTとイメージスケッチ

現在では、歯科用コーンビームCT（CBCT）を撮影して、3次元画像によって骨欠損の状態を把握できますが、UCLAの研修に参加した当時はCBCTのない時

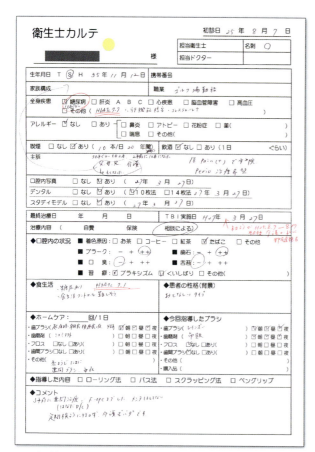

a：歯科衛生士カルテ。OHI時にカウンセリングした内容を記入

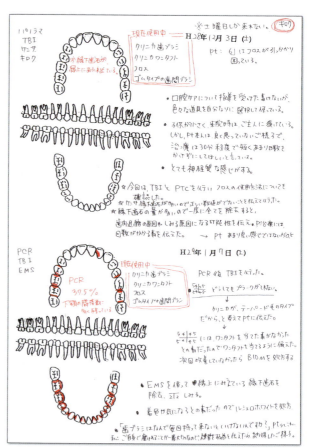

b：OHI時やスケーリング時の歯科衛生士カルテ。口腔内の状態や指導した内容などを記入

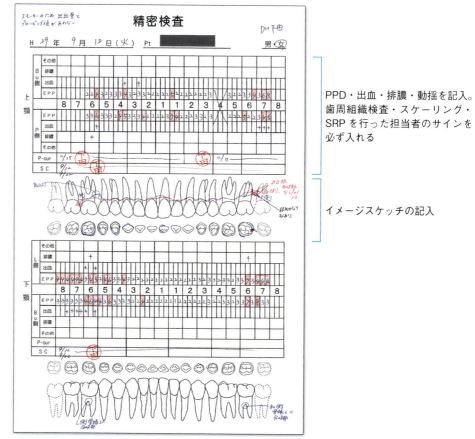

c：歯周組織精密検査用紙。プロービング時やSRP時に気づいたことを記入

図❸ a～c　歯科衛生士カルテおよび歯周組織精密検査用紙。イメージスケッチは、日ごろ書いている歯科衛生士カルテと同じ

代でした。そのため、骨欠損の状態を把握するために、スケーリングやルートプレーニング時に得た情報を3次元的にイメージして記録を残す「イメージスケッチ」を資料として活用していました。とくに歯科医師が歯周外科の術前に術部をイメージするうえで、貴重な資料として役立ててきました。

　CBCTで骨欠損の状態を把握できる現在、このイメージスケッチは必要がなくなったのかといえば、そうともかぎりません。その理由として、おもに次の3つが考えられます。
①すべての歯周病患者さんにCBCTを撮影することは難しい
②金属製の補綴装置が入っている場合、CBCTを撮影するとアーチファクト（さまざまな画像障害）により、歯周ポケット周囲の鮮明な画像が得られないことがある
③CBCTでは得られない歯根面性状（粗造感など）や陥凹などの情報を、イメージスケッチに残すことで得られる

　このように、イメージスケッチは歯周治療において有益な情報を得ることができるため、まだまだ必要な資料として活用できるのです。

## イメージスケッチを描くうえで押さえておきたい垂直性骨吸収の分類

　垂直性骨吸収は、根面を背にして周囲にどれだけの骨壁が存在するのかによって1～4壁性に分類されています（**図4～7**）。一般的に、3壁性の骨欠損は予後がよい反面、1壁性や4壁性の骨欠損は治癒が難しいとされます。

## イメージスケッチの記入方法

　まず最初に、歯肉の炎症所見や粘膜の異常所見、また補綴装置の状況などをイメージスケッチとして記入します（**図8～10**）。それらは、プロービングやスケーリング時にも記入できます。

　次に、SRP時に、エキスプローラーで根面を探索した情報を記入していきます。エキスプローラーで得た情報とデンタルX線写真で得た情報、そしてプロービングからの情報の3つを合わせてスケッチしていきます（**図11、表1**）。些細な情報でも、気づいたことは記入するのがポイントです。記入時は些細な情報だと感じても、後にそれが重要になることもしばしばあります。

　イメージスケッチは、デンタルX線写真を参考にすると描きやすくなります。そのためにも、デンタルX線写真を読影する力を身につけたいものです。

　読者のみなさんがプロービングやSRPを行うとき、デンタルX線写真を参考にすると思います（CHAPTER 1の03参照）。まずはデンタルX線写真をみて、どのように骨吸収しているのかを読影していきます（**図12**）。イメージスケッチでは、歯槽骨の吸収状態や歯槽骨骨頂部の形態、歯槽硬線をデンタルX線写真から読み取り、エキスプローラーで歯周ポケット内を探索したものを記入します。

　上記の項目の読影ができれば、イメージスケッチはそこまで難しくありません。まずはデンタルX線写真をプリントアウトしたものに書き込んでおき、実際のオペ中に確認すると、よい練習になるかもしれません。

## ●垂直性骨吸収の分類
（図4～7）

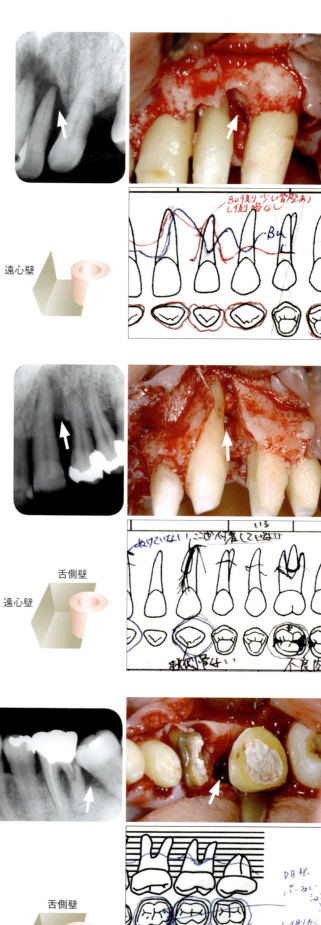

図❹　1壁性骨欠損

図❺　2壁性骨欠損

図❻　3壁性骨欠損

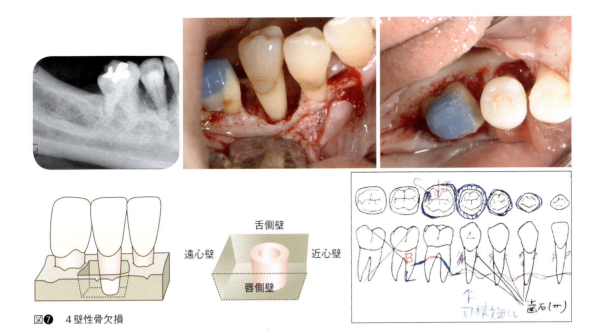

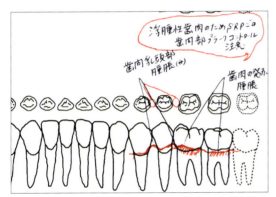

図❼　4壁性骨欠損

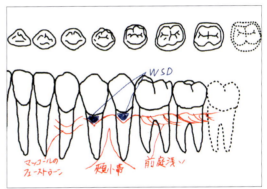

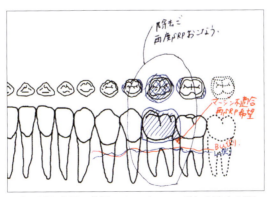

図❽　歯肉の炎症所見。歯肉の発赤の有無、歯肉が線維性なのか浮腫性なのか、あるいは薬剤による歯肉増殖などが疑われれば記入する。もちろん、SRPを行う部位の歯肉に発赤・腫脹が認められることは望ましくない

図❾　粘膜の異常所見。小帯の高位付着や狭い口腔前庭、角化粘膜の不足などは、プラークコントロールを阻害する因子になる。その他、歯肉クレフトやマッコールのフェストゥーンなど、気づいた所見を記録しておく

図❿　補綴装置の状況。オーバーハングした適合の悪いクラウンは、記載しておく。また、豊隆形態も見逃さないようにする

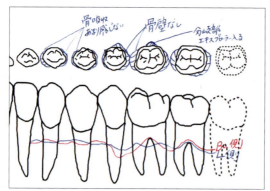
図⓫a 骨欠損の拡がり。SRPでは、骨縁下欠損内で歯根面にアクセスすることになる。このとき、骨欠損部の拡がりをイメージし、記入しておく

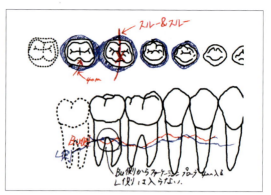
図⓫b 根分岐部の交通度。根分岐部の交通度の把握は、とくに重要。SRP時には多方向から根分岐部の交通度を調べ、それを矢印で記入する

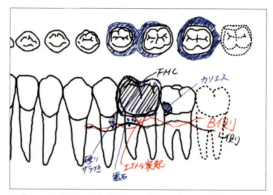
図⓫c 歯根面。大きな歯石の有無、歯石の沈着状況、とくに硬く固着しているなどの印象を記録しておく。また、歯根面の特徴的な陥凹や破折線、パーフォレーションを発見したら、必ず記録しておく

図⓫a～c SRP時に確認しておきたいこと。歯根面の状態や根分岐部病変の有無、交通度、骨吸収の状態などを記入する

表❶ イメージスケッチの記入項目。気づいたことや気になったことをしっかりと記入する

| 歯肉の炎症所見 | | 発赤・腫脹、線維性 or 浮腫性、歯肉増殖 |
|---|---|---|
| 粘膜の異常所見 | | 小帯の高位付着、狭い口腔前庭、角化粘膜の不足、歯肉クレフト、マッコールのフェストゥーン など |
| 補綴装置の状況 | 適合状態 | オーバーハング、アンダーマージン など |
| | 清掃性 | 豊隆形態、鼓形空隙、ポンティックの清掃性 など |
| 歯根面 | 歯石 | 粗造感、歯石の大きさ、硬さ など |
| | 形態的特徴 | 歯根の陥凹、エナメル突起、セメント質肥大、セメント質剥離、破折、パーフォレーション |
| 骨欠損 | | 骨欠損の3次元的拡がり（水平的・垂直的）、根尖部が触れるかどうかの確認 |
| 根分岐部 | | 根分岐部の交通度 |

　デンタルX線写真で隣接面の骨吸収を確認することは容易ですが、口蓋や舌側の骨吸収はデンタルX線写真をもとに確認するのは難しい場合もあります。その際、イメージスケッチがあればとても役立つのです。

　私自身、イメージスケッチで記録を残していくと、臨床力を上げていくことに繋がると感じています。
　日々の診療のなかで、読者のみなさんもSRPを行っていると思いますが、ただ

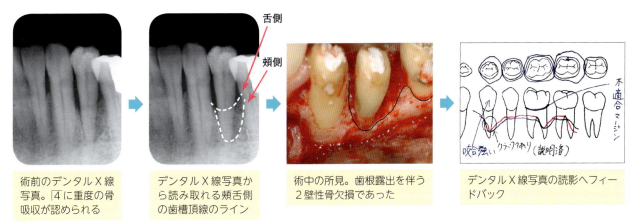

図⓬ デンタルX線写真の読影力を身につける。最初は出力（プリントアウト）したものに歯槽硬線のラインを書いて練習する。慣れてきたら、読影して術中の所見と正しいかどうかを検討し、デンタルX線写真へフィードバックする

根面に沈着している歯石を除去して根面を滑沢にさせる、という一つの作業のようになっていませんか？　もちろん、SRPによって根面に沈着している歯石を除去し、根面を滑沢にすることは非常に重要です。しかし、せっかくSRPを行うのであれば、ただの作業で終わらせるのではなく、次のステップに繋がるように行ったほうがより有益であると思います。イメージスケッチは記録の一つですが、歯周治療においては重要な役割を担っています。

【参考文献】
1）下田裕子，水上哲也：イメージスケッチでレベルアップ！ 1ランク上のハイジーンワークを手に入れよう．DHstyle，11(3)：9-26，2017．

CHAPTER 3　イメージスケッチの描き方と活用

# 02 イメージスケッチの練習①

### 🟡 イメージスケッチの練習：歯石を探知する感覚を養う

　イメージスケッチを描く前に、根面の状態を探り、触知した感覚を養う練習をすると、歯肉溝や歯周ポケット内での探索を簡単にできるようになります。しかし、練習をするといっても、患者さんの口腔内で行うわけにはいきません。

　当院では、新人歯科衛生士がSRPを行う前に、まずは器具の使い方や挿入方法を練習します。SRPでは、どこに歯石が沈着しているのか、エキスプローリングを行って触知し、適切に除去することが重要です。そのため、エキスプローリングでの感覚を養う練習を行います。

●準備するもの（図1）
- エキスプローラー
- WHOプローブ（YDM）
- マニキュア（マットなものやラメ入りなど）
- ペットボトルのキャップ
- サンドペーパー（目が粗いもの、細かいもの）
- アイマスク
- 滅菌された抜去歯（できれば、さまざまな歯石が沈着しているもの）
- 顎模型
- 擬似歯石　など

**Step 1** サンドペーパーで触知の感覚を養う

　まず最初は、目の粗いサンドペーパーで触知する練習をします。WHOプローブやエキスプローラーを使用し、引っかかりの感覚を指に覚えさせます（図2）。次に、目の細かいサンドペーパーを使用します。CEJ（セメント-エナメル境）付近に沈着している歯石を触っている感覚に似ていると思います。慣れてきたら、アイマスクをつけてみましょう。アイマスクをつけ、視覚による情報を遮断すると意識が手指に集中し、さらに触知の感覚が鋭敏になります。このようなブラインドタッチは、探知の感覚を養ってくれます。

**Step 2** マニキュアで触知の感覚を養う

　次に、ペットボトルのキャップに、図3のようにマニキュアを塗ります。マニキュアは1種類ではなく、普通のものやラメ入りのものなど、さまざまな種類を用意するとよいです。多種類用意することで、根面に板状に沈着しているいろいろな感触

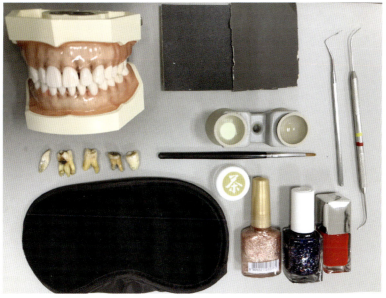

図❶　エキスプローリングを行い、歯石を探知する感覚を養う練習に必要な道具例
- エキスプローラー
- WHOプローブ（YDM）
- マニキュア（マットなものやラメ入りなど）
- ペットボトルのキャップ
- サンドペーパー（目が粗いもの、細かいもの）
- アイマスク
- 滅菌された抜去歯（できれば、さまざまな歯石が沈着しているもの）
- 顎模型
- 擬似歯石　など

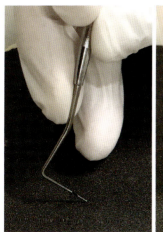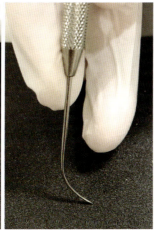

図❷　サンドペーパーを使って触知の感覚を養う練習

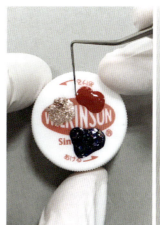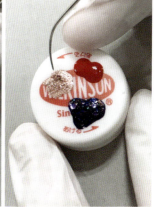

図❸　マニキュアを使って触知の感覚を養う練習

の歯石を探知する練習ができます。

**Step 3**　滅菌されたさまざまな抜去歯で、触知の感覚を養う

　さまざまな歯石が沈着した抜去歯を準備します。たとえば、歯肉縁上および歯肉縁下に歯石が沈着しているものや、異常な根面形態やセメント質肥大のものなどがあるとよいでしょう。歯石の引っかかりや歯石の底部に、WHOプローブやエキスプローラーが引っかかる感じを触知します（**図4**）。とくに、歯石の取り残しが多い根分岐部周辺や隅角を探ってみましょう。CEJ付近では、CEJと歯石の違いを触知する感覚を養うことを意識しましょう。

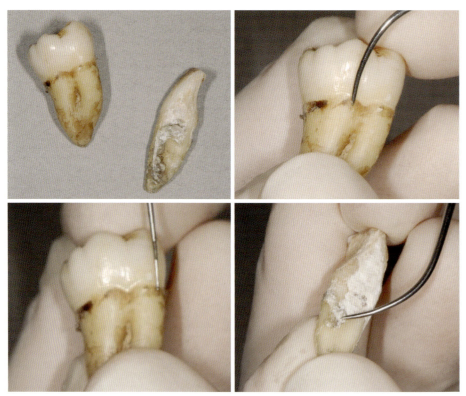

図❹　滅菌されたさまざまな抜去歯を使って触知の感覚を養う練習

**Step 4　顎模型で擬似歯石の除去やキュレットのエッジの当て方を練習する**

　顎模型の歯に擬似歯石を沈着させます。擬似歯石は、ニッシンから発売されている歯石セットを用いてもよいです。図5では、擬似歯石として固定用常温重合レジン（フィックスピード：ジーシー）を使用しています。見やすいようにマジックで黒く塗っていますが、ブラインドタッチの練習なので本来はこのように黒く塗る必要はありません。また、顎模型を使って、グレーシーキュレットでの引っかかりや歯石底部へのカッティングエッジの当て方の練習をします。

**Step 5　歯牙模型でキュレットの挿入を練習**

　最終段階として、顎模型に擬似歯肉を付着した歯牙模型を使って練習をします。擬似歯肉の抵抗があり、顎模型より感覚が難しくなります。ここでのブラインドタッチの練習は、実際にSRPを施術するときと感覚がとても似ています。また、挿入したグレーシーキュレットが歯石底部まで届く感覚や、歯肉の抵抗の感触も練習になります（図6）。このとき、第1シャンクを歯軸と平行に挿入するように注意しましょう。

　このように、まずは口腔外で練習を行い、少しずつハードルを上げていきます。地道な練習を重ねて、一歩ずつ確実にイメージスケッチを描けるように練習していきましょう。

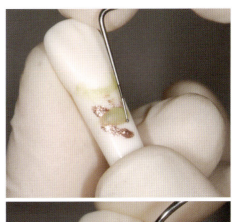
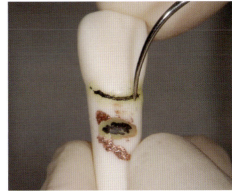
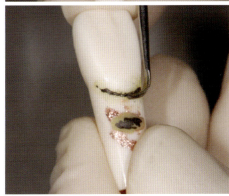

図❺　顎模型で擬似歯石の除去やキュレットのエッジの当て方を練習

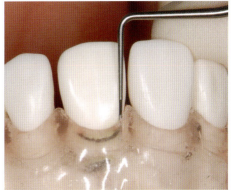
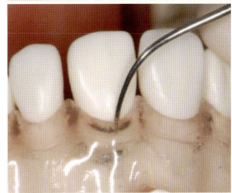
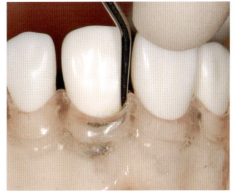

図❻　歯牙模型を使ってキュレットの挿入を練習

CHAPTER 3　イメージスケッチの描き方と活用

# 03 イメージスケッチの練習②

　歯周ポケット内は拡大鏡でも見えず、手指の感覚が頼りになるため、日ごろのブラインドでの練習が役立ちます。本項では、デンタルX線写真からのイメージングを解説します。

### デンタルX線写真の重要性

　デンタルX線写真は、歯周治療に必要な資料のひとつです。歯周治療では、パノラマX線写真ではなく、デンタルX線写真10枚法および14枚法を準備します。その際、コントラストやインジケータの位置づけに注意し、デンタルX線写真をきれいに撮影しておきましょう（**図1**）。

　SRPを行う前には、必ずデンタルX線写真を見て、使用器材の準備や器具のアプローチの仕方、さらにそこからSRPの難易度を読み取るようにします。デンタルX線写真と歯周ポケット深さ（PPD）と両方の情報から、SRPの施術方法やタイムスケジュールを考えます。

**Step 1** 頰舌側骨の情報を読み取る

　デンタルX線写真からは、2次元的な情報を読み取ることができます（**図2**）。たとえば、歯石の沈着状態や骨吸収の程度、根分岐部病変の有無などです。しかし、デンタルX線写真は近遠心側の情報を読み取ることが容易でも、頰舌的な情報は読み取りにくいです。そのため、頰舌的な情報を読み取るには少し訓練が必要ですが、デンタルX線写真を確認しながらSRPを行うことによって、頰舌的な情報も読み取れるようになってきます。また、エナメル突起はデンタルX線写真では不透過像

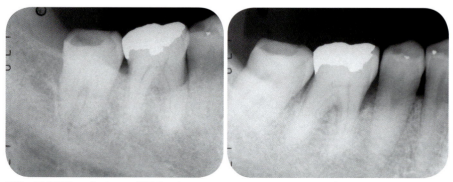

**図❶**　同じ部位のデンタルX線写真でも、コントラストやインジケータの位置づけでまったく違う

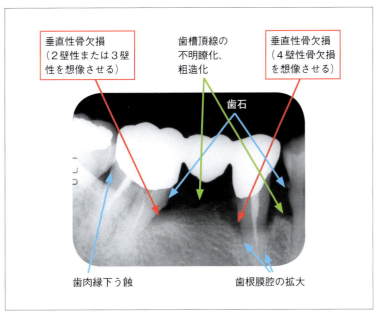

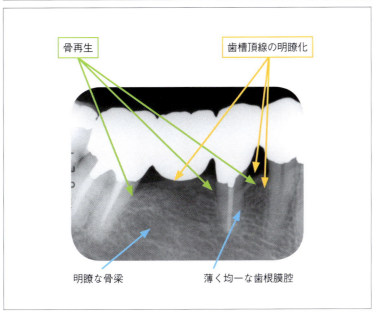

図❷　デンタルX線写真から読み取れること。上：術前、下：術後

で撮影されるため、デンタルX線写真での確認は難しいです。そのため、根面の探索が必要になります。このように、デンタルX線写真で確認ができない場合もありますので、ブラインドでの情報が必要不可欠になるのです。

### Step 2 デンタルX線写真読影上の注意点

急性炎症があるときはX線透過性が増し、デンタルX線写真上では骨吸収が急激に進んだように見えます。しかしながら実際には骨が失われていないこともあるので、注意が必要です（**図3**）。したがって、急性炎症が落ち着いてから、再度デンタルX線を撮影することもあります。

### Step 3 歯石の沈着状態を把握する

前述のとおり、デンタルX線写真では近遠心側の情報を読み取ることは容易です。その際はまず、歯石の沈着場所や沈着状態、補綴装置の適合状態、骨吸収の程度、

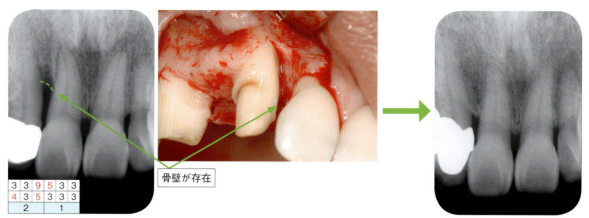

**図❸** デンタルX線写真特有の見え方に注意する。左：急性炎症時、中央：歯周外科時、右：治療後

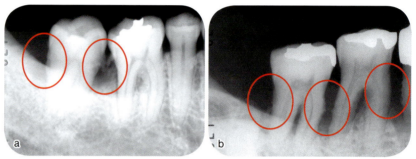

**図❹** 同じ歯石でも、沈着状態や沈着場所で難易度が変わってくる。a：歯肉縁上歯石、b：歯肉縁下歯石

表❶ 歯石の沈着場所と沈着状態の違い

|  | 図4a | 図4b |
| --- | --- | --- |
| 沈着場所 | ・CEJからセメント質にわたって沈着<br>・比較的浅い場所に沈着 | ・セメント質に沈着<br>・深い場所に沈着 |
| 沈着状態 | ・塊で沈着している | ・板状に沈着している |

表❷ 器具の選択

|  | 図4a | 図4b |
| --- | --- | --- |
| 器具の選択 | ・器具の到達が比較的安易<br>・まずは超音波スケーラーで塊を弾く | ・器具の到達が難しい<br>・歯根が近接しているため、器具の操作が難しい<br>・細いスケーラーが必要（アメリカンイーグルやミニファイブまたはマイクロミニファイブなど。P.51参照） |

根分岐部病変の有無、歯間の隣接距離などを診ていきます。また、歯石はさまざまな場所に多様な形態で沈着します。その沈着場所や形態は、SRPの難易度にもかかわってきます（**図4、表1**）。

●**取り残しの多い場所に注意**：歯石はおもに根面、不良補綴物のマージン下、根面溝、根分岐部、CEJ、隅角部などに沈着します。これらは、歯石の取り残しが多い部位でもあります。

●**歯石の沈着状態を把握する**：歯石は塊で沈着している場合もあれば、板状に沈着

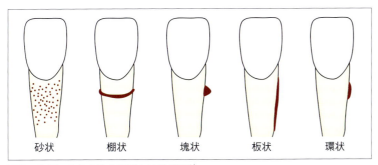

図❺　歯石のおもな沈着場所と沈着状態[1]

している場合もあります。前者の場合は、超音波スケーラーで弾くことによって除去しやすいですが、後者の場合は超音波スケーラーで弾くことが難しく、グレーシーキュレットでの歯石除去が必要になります。具体的には、歯石底部をデンタルX線写真で確認しながら、WHOプローブやエキスプローラーで探索していきます。

### SRPとイメージスケッチの手順

歯石の沈着場所や沈着状態により、器具を選択していきます。SRPでは、超音波スケーラーの使用は必須ですが、歯石の沈着場所や沈着状態によってチップの選択が異なります。また、グレーシーキュレットの選択も考えなければなりません。**図4b**に示している$\overline{76}$は、歯根の近接や歯石の沈着状態と沈着位置などから、SRPを行うにはテクニックを要します。新しいグレーシーキュレットでは、器具の到達や操作が難しいように思います（CHAPTER 2の04参照）。したがって、器具の選択はとても重要です。

また、板状に歯石が沈着している場合、歯石の沈着状態を把握することで、バニッシングやオーバーインスツルメンテーションを防ぎます。さらに、術前に喫煙の有無も確認しておくとよいでしょう。喫煙者の歯肉は線維性のために器具の挿入が難しく、歯肉縁下歯石が硬く沈着していることもあります（**表2、図5**）。

**Step 1** デンタルX線写真からイメージスケッチで概形を描く

前述したとおり、イメージスケッチを描く前に、デンタルX線写真からどれだけの情報を読み取れるのかが重要です。まずはデンタルX線写真をトレースして、イメージスケッチを描く練習をしてみましょう。具体的には、歯根形態や骨欠損、根分岐部病変の概形を描きます。トレースができたら、SRP時およびPPDの情報を記入し、合わせていきます（**図6、7**）。

**Step 2** SRP時に細かい情報を描き込む

イメージスケッチは、SRP時に読み取った情報を描いていきます（**図8**）。このとき、読み取ったことをできるだけすべて描くことをお勧めします。のちに必要な情報になることもありますし、患者さんへの説明や歯科医師への報告などにも役立ちます（**図9**）。また、SRP直後にデンタルX線写真を撮影し、歯石の取り残しの有無やバニッシング、オーバーインスツルメンテーションなどを確認します。術直後でしたら、再度歯石を除去することもできます。歯石の除去を確認できたら、イメージスケッチを描いていきます。

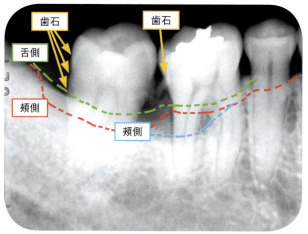

図❻　SRP前のデンタルX線写真。多量の歯石沈着がみられる頬側は骨吸収の状態が不明瞭なため、2ヵ所ラインをトレース。このように、デンタルX線写真では明確ではないこともある

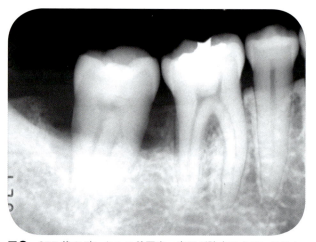

図❼　SRP後のデンタルX線写真。歯石が除去できていることが確認できる

　歯周治療では、デンタルX線写真から情報を読み取る力が必要不可欠です。最初は難しくても、徐々に読み取れるようになります。ただデンタルX線写真を眺めるのではなく、たくさんの症例と照らし合わせることで、読み取る力が身についてきます。そうすると、臨床がとても楽しくなり、またSRPが好きになります。さらに、歯周病が歯周基本治療のみで改善されると、自信にも繋がります。SRPを行うのであれば、患者さんに喜ばれる施術をしたいものです。

【参考文献】
1）Pattison AM, Pattison GL（著），勝山 茂，伊藤公一（監訳）：ペリオドンタルインスツルメンテーション．医歯薬出版，東京，1994．

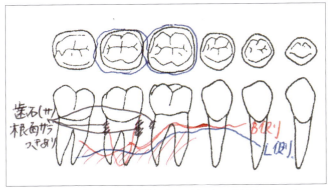

図❽ SRP 時に読み取った情報をイメージスケッチに描いていく

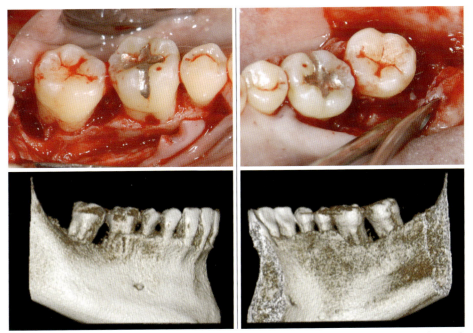

図❾ 再生療法時の口腔内写真（上）と CT 画像（下）。イメージスケッチで描いた骨欠損や歯石の沈着の有無などを確認し、SRP の施術にフィードバックする。左：頬側、右：舌側

CHAPTER 3　イメージスケッチの描き方と活用

# 04 イメージスケッチの練習③

本項では、実際にSRPを行いながら、どのような情報をイメージスケッチに描き込むかについて説明します。

### ■ イメージスケッチで残したい情報

当院では、歯列の絵を記載しているオリジナルの歯周組織精密検査用紙を使用しています（本章01、図3参照）。しかし、歯列や根面の形態はさまざまであるため、実際には元絵に手を加え、それぞれの形態をイメージスケッチとして記入していきます。

イメージスケッチを描くうえで、とくに細かいルールはありません。参考までに、当院での記入方法を紹介します（**図1**：本章01参照）。

### ■ イメージスケッチを描く手順

SRPを行ったときが、イメージスケッチを描いて記録を残す絶好のチャンスです。歯肉の炎症所見や粘膜の異常所見、さらに補綴の状況などは、スケーリングやプロービング時に記入しておきます（本章01参照）。また、デンタルX線写真からイメージスケッチの概形を描くこともできます（本章03参照）。それらの準備をしてからSRPをすると、そのときに得られた情報をイメージスケッチとして描くのが楽になります。

イメージスケッチは、すぐに描けるようになる簡単なものではないため、トレーニングを重ねて習得する必要があります。たとえばキュレットで根面を探る際、その状態を頭のなかでイメージすることも、大切なトレーニングです。文章で歯周ポケット内の情報を書き留めるより、イメージスケッチを描いたほうが楽になります。

**Step 1** 歯石の沈着状態を記入する

SRP前に根面の状態を探り、記入していきます。ここでは、歯石の沈着具合などを探って記入します。具体的には、歯石が根面にどのように沈着しているかを記入します（本章03、図5参照）。このとき、WHOプローブやエキスプローラーを使用すると、歯周ポケットや根面の状態を把握しやすいです（**図2**）。また、SRPは浸潤麻酔下で施術する機会も多いため、患者さんへの苦痛も少なく、歯周ポケット内や根面の状態を探ることができます。

**Step 2** 器具の挿入感覚を記入する

イメージスケッチには、器具の挿入感も記入します。たとえば、グレーシーキュ

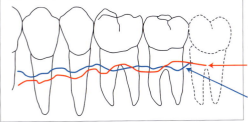
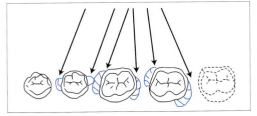
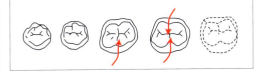

図❶ 当院でのイメージスケッチ記入方法例

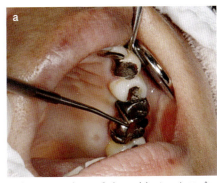
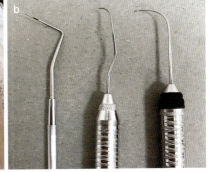

図❷ WHOプローブ（bの左）やエキスプローラー（bの中央・右）を使用して根面を探ると、歯周ポケットや根面の状態を把握しやすい

レットやその他の器具が、歯周ポケットへの挿入や到達が困難であったなど、SRP時に感じたことを記入します（図3）。とくに、歯肉の抵抗性によって器具の挿入感は異なります。歯肉の抵抗性が弱い場合は、歯周ポケットへ容易に器具を挿入できます（図3b）。

　一方で、歯肉の抵抗性が強い場合は、器具の挿入が困難な場合もあります。とくに喫煙者の歯肉は線維性に肥厚していることが多く[1]、器具の挿入が困難になりがちです。すなわち、歯肉の状態によっては器具の挿入の容易さや挿入感覚が異なってきます。このような場合は、シャープニングによって細くなったグレーシーキュレットやアメリカンイーグル社のスケーラー、Hu-Friedy社のミニファイブを選択すると、歯肉への挿入が容易になってきます。

　また、SRPにより、歯根面に沈着した歯石や感染歯質を除去すると、処理後に象牙質知覚過敏が生じる場合があります。このような象牙質知覚過敏が起きることを

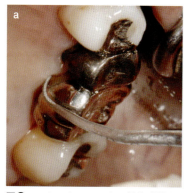
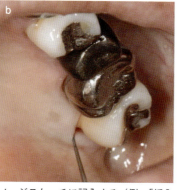

図❸ a、b　キュレットの挿入感覚をイメージスケッチに記入する（例：「挿入が困難」、「挿入はできるが、操作が難しい」など）

表❶　SRP時に記入したいこと

| | |
|---|---|
| 歯石の沈着状態 | 硬さ・沈着場所・沈着量・粗造感・大きさ　など |
| 歯根面の状態 | 陥凹・エナメル突起・セメント質肥大・セメント質剥離・破折・パーフォレーション・隣接歯との距離感 |
| 骨欠損の状態 | 骨欠損の3次元的拡がり（垂直的、水平的）・根尖部を触れるか否か |
| 根分岐部の状態 | 根分岐部の交通度（Lindheの分類） |

事前に説明しておけば、SRPに対する不信感を予防できます。プラーク中の細菌から産生されるエンドトキシンなどが歯髄を刺激して象牙質知覚過敏が起きるため[2]、当院では象牙質知覚過敏の処置や象牙質知覚過敏用の歯磨剤の処方を行う前に、プラークコントロールの徹底に努めていただくように説明しています。

**Step 3** イメージスケッチに情報を記入する

器具の挿入感覚を記入し終えたら、SRPを行っていきます。SRP時に気になったことを適宜記入します。

SRP時に記入したいことを表1に列挙します。このようにしてSRP時に得た情報は、以後の歯周治療の指標として役立ちます。

当院では、SRP直後に必ずデンタルX線写真の撮影を行います。デンタルX線写真では、歯石の取り残しの有無をチェックします。また、歯石除去後のほうが、骨欠損の状態や根分岐部の確認をしやすいのが利点です。参考までに、初診時からの流れを症例で紹介します（図4〜8）。

## 🟡 SRPのタイムマネジメント

みなさんがSRPを行う際、どのような準備をしていますか？　私はSRPを行う前に、歯周精密検査表とデンタルX線写真を確認しています。そして、SRPを行う部位に適した器材を準備します。これらを事前に確認・把握することで、SRPの効率的なタイムマネジメントが可能になります。限られた時間のなかでSRPを行ってイメージスケッチを描くことは、容易ではありません。自分の技量と施術部位の難易度を考え、重要な情報や忘れやすいことからイメージスケッチで記録していきます（図9）。

当院のSRPは、担当する歯科衛生士の経験にもよりますが、1ブロック（4〜6歯）をおよそ1時間以内で行うようにしています（図10）。もちろん、歯周ポケットの深さや歯石の沈着量、経験年数によっては30分で行うこともあります。経験年数の浅い歯科衛生士がSRPを行う際は、SRP後に歯科医師または先輩歯科衛生士が根面の滑沢状態や歯石の取り残しの有無、そしてイメージスケッチの確認を行うため、その報告と確認時間も考えて自分のSRPを切り上げなければなりません。このような理由からも、事前に資料に目を通して、SRPの時間配分もイメージしておく必要があります。

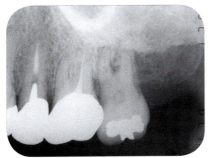
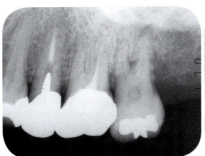
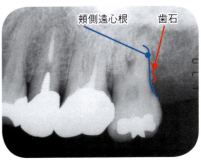

図❹ 初診時のデンタルX線写真。|6 7 の急性炎症で来院。骨吸収の確認はできるものの、歯石沈着は確認できない

図❺ 角度が少し異なると、隅角および根面溝あたりに歯石の沈着を認めた。デンタルX線写真上から、歯石が強固に沈着していることが窺える

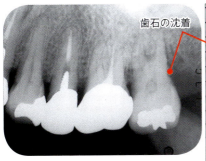
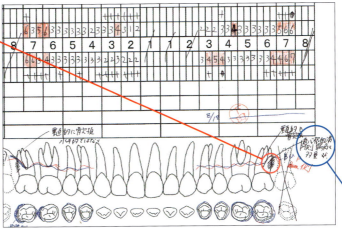

図❻ SRP前のデンタルX線写真とイメージスケッチ。これらを確認してから、SRPを行う

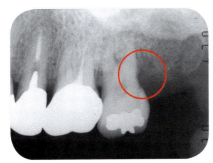
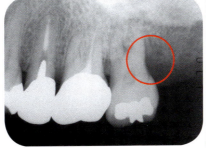
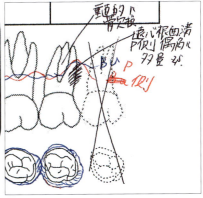

図❼ SRP直後のデンタルX線写真。隅角から根面溝にかけて、歯石の取り残しがみられる（○）

図❽ 再度歯石を除去した後のデンタルX線写真と当該部を拡大したイメージスケッチ。歯石はきれいに除去されている（○）

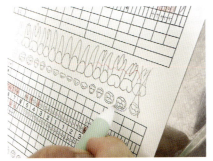
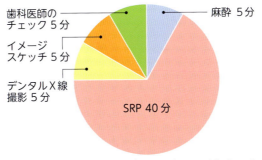

図❾ イメージスケッチには、重要な情報や忘れやすいことから記入する。そのため、まずは骨欠損から記入するとよい

図❿ SRPの時間配分。1ブロック（4〜6歯）を40分でSRPを行い、その後のチェックを15分で行う

【参考文献】

1）沼部幸博：「喫煙 糖尿病 歯周病」健康長寿を狙うもの．日本歯科医師会雑誌，67（5）：6-16，2014．
2）牧野 明：歯周基本治療で治る！ 歯周基本治療で治す！．医歯薬出版，東京，2013．

CHAPTER 3　イメージスケッチの描き方と活用

# 05　イメージスケッチの活用法①

### 🟡 再評価時のプロービング

　再評価時のプロービングは、最初に行った歯科衛生士が実施することが理想です。その理由は2つあります。1つは、プロービングエラーを少なくするためです。同一の歯科衛生士だと、プロービング時の圧や挿入方向などにさほど変化がないためです。もう1つは、SRP後の歯周組織の改善を把握するためです。自身で行ったSRP後に歯周組織が改善しているか、また歯石の取り残しがないか、さらに根面のざらつきがないかなどを確認できます。プロービングは数値を測ることも大事ですが、歯肉の抵抗を感じ取りながら、歯石の有無や根面の状態を把握することも大切です。とくにSRP後のプロービングは数値の変化がとても気になりますが、これらのことも忘れないようにしなければなりません。

### 🟡 イメージスケッチを歯周外科に役立てよう

　CBCTを撮影することで、歯槽骨や骨欠損の状態を把握できます。しかし、すべての患者さんに撮影することは困難であり、またアーチファクトの問題などで読影が難しいなどの欠点があります。その点、イメージスケッチは、SRP時に根面や骨欠損の状態、根分岐部病変の進行具合を、制限なく把握できます。SRP後の再評価によって今後の歯周治療の方向を決めていきますが、SRP時のイメージスケッチも重要な資料の一つになります。このイメージスケッチがどのように役立つのか、症例を示しながら解説します。

### 🟡 症例1：SRPの情報でその後の歯周治療を選択（図1〜7）

- 患者：63歳、女性
- 主訴：歯周治療をしてほしい（他院からの紹介）

　歯周基本治療は前医院でも行っていたようですが、改善があまりみられないため、歯周治療を専門としている当院で、歯周基本治療から再度行うようになりました。
　OHIから行い、早い段階でPCRの数値がよくなってプラークコントロールが確立し、歯肉の炎症所見も改善されました。また、患者さんのモチベーションも高く、歯周治療に積極的な姿勢で取り組んでくれました。歯肉の炎症所見の改善を確認した後、SRPに移行しました。
　SRPでは、根面に細かな歯石の沈着や骨内欠損を認めました。再評価後、歯周ポ

> **症例1** SRPの情報でその後の歯周治療を選択

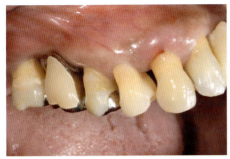

図❶ 初診時の口腔内写真。3]は初診時に排膿、出血を確認した

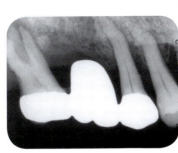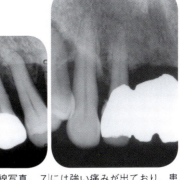

図❷ 初診時のデンタルX線写真。7]には強い痛みが出ており、患者さんは抜歯を希望。こちらも保存は困難と判断し抜歯となった。その後の治療として、患者さんはインプラントを希望していた。543]は、デンタルX線写真から垂直性骨欠損を認める

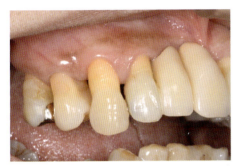

図❸ SRP後の口腔内写真。歯肉の炎症は軽減した

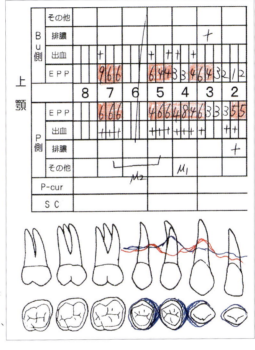

図❹ 歯周組織精密検査表とイメージスケッチ。赤のラインが頬側、青のラインが口蓋側。SRP時に54]の近遠心に深い垂直性骨欠損を確認した。また、5]の頬側に骨内欠損を認めた

ケットの数値は改善されましたが、SRP時に骨内欠損を認めたため、全顎的に歯周組織再生療法（歯周組織再生剤「リグロス®」を使用）を行うことになりました。ここでは、右上臼歯部にフォーカスして供覧します。

### 症例2：SRP時の情報と実際の状態が相違 （図8〜13）

- 患者：61歳、女性
- 主訴：歯がグラグラして噛めない

全顎的に重度に進行した歯周炎に罹患しており、歯の保存が難しい部位がいくつかありました。患者さんも状況を把握しており、しっかり治していきたいとのことでした。また、保存できるところは、いかなる治療や長期にわたってもよいとのことでした。デンタルX線写真から、6]に根分岐部病変が認められました。プラークコントロールの安定と歯肉の炎症が改善した後、SRPに移行しました。

SRP時の根分岐部病変は、Lindheの分類のⅢ度、根分岐部においては頬舌的に

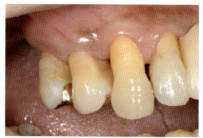
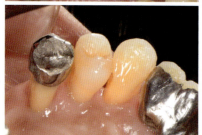
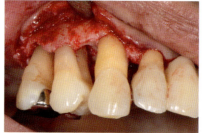
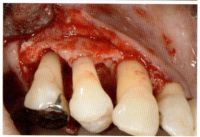
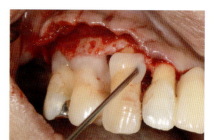
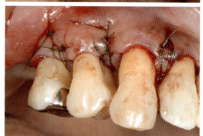

図❺ 歯周組織再生療法直前の口腔内写真

図❻ 術中の口腔内写真。SRP時に描いた骨欠損のイメージスケッチと実際の状態はほぼ同じであった

図❼ リグロス®を塗布し、縫合して終了

プローブが貫通する状態でした。デンタルX線写真で根分岐部病変を認めても、イメージスケッチに描くようにしています。このときは、根面に多量の歯石沈着を確認できたものの、一部分については、歯石なのかセメント質なのか、わからないところがありました。これらの情報から、治療計画を立てていきました（図8、9）。

6̄は歯周組織再生療法に先立ち、抜髄を行って分割し、自然移動を促しました（図10）。図11、12は、歯周組織再生療法時の写真です。フラップを剥離し、掻爬後に確認されたのは、セメント質肥大とセメント質剥離でした。SRP時に私が感じていた根面のザラつきや歯石もありましたが、セメント質肥大やセメント質剥離までは残念ながら読み取ることができませんでした。

治療後の口腔内写真とデンタルX線写真を図13に示します。治療後は良好な結果が得られ、患者さんも6̄の保存ができたことにたいへん満足されました。

症例1では、イメージスケッチと実際の骨欠損がほぼ同じような状態でした。しかし、症例2ではイメージスケッチと骨欠損の状態はほぼ同じでしたが、セメント質肥大やセメント質剥離は読み取ることができませんでした。なぜ読み取れなかったのかを考えてみると、おそらくデンタルX線写真での根分岐部病変に惑わされ、歯石に気をとられていたのではないかと思います。

このように、重度の歯周炎では、骨欠損以外にもさまざまな要因が重なることがあり、それらを歯周外科時に確認できます。私たちが行ったSRPの結果とイメージスケッチの確認ができる絶好のチャンスです。もちろん、イメージスケッチと実際の骨欠損とで相違がないことや、歯石の取り残しがないことが望ましいのですが、なかなかうまくいかないこともあります。それらの結果にも目を背けずに、自身の臨床にフィードバックし続けることが大切なのではないかと思います。

## 症例2　SRP時の情報と実際の状態が相違

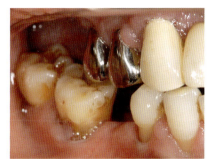
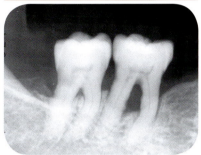

図❽　初診時の口腔内写真とデンタルX線写真。デンタルX線写真から、6┃には根分岐部病変を認めた

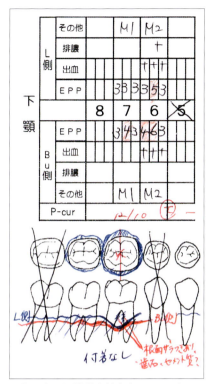

図❾　歯周組織精密検査表とSRP時のイメージスケッチ。SRP時に気づいた根面の状態や付着の問題などを記入

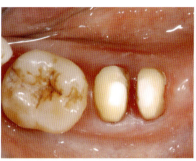

図❿　歯周組織再生療法に先立ち、抜髄と分割を行い、自然移動を図った

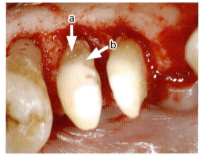

図⓫　フラップを剝離、搔爬後。セメント質肥大（a）やセメント質剝離（b）を認めた。SRP時にこれらを把握できなかった

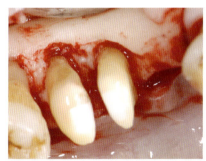

図⓬a　セメント質剝離部分の滑沢化と根面の清掃

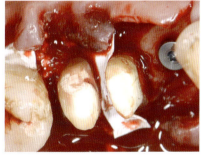

図⓬b　根面と骨欠損内を清掃後、エムドゲイン®を塗布して骨移植し、メンブレンをスーパーボンド®で固定。同時に、5┃部にインプラントを埋入した

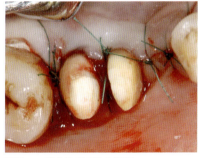

図⓬c　縫合時の口腔内写真

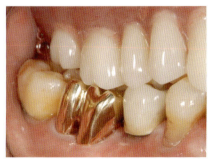
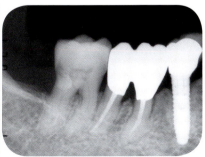

図⓭　治療終了時の口腔内写真とデンタルX線写真。歯肉の状態は良好。骨の再生が認められる

CHAPTER 3 イメージスケッチの描き方と活用

# 06 イメージスケッチの活用法②
## 新人時代の少数歯SRP症例を省みる

　本項では、私が歯科衛生士2年目に担当した患者さんの症例を供覧し、イメージスケッチの活用法を解説します。

### 🟡 症例：少数歯の徹底したSRP（新人時代）

- 患者：37歳、男性
- 初診時：1997年2月17日

　この患者さんは、私が新人時代にSRPを行った2人目の方で、当時はSRPの技術もイメージスケッチも未熟でした（図1）。

　当院では、新人歯科衛生士は少数歯のSRPに時間をかけて丁寧に行うことが許されており、この患者さんにも3歯に1時間かけてSRPを行いました。通常どおりにSRP後、デンタルX線写真を撮影して院長に確認をお願いすると、歯石の取り残しを指摘されました。

　そのころ、当院には超音波スケーラーやWHOプローブがなく、エキスプローラーで根面を探る技術があることも、当時の私は知りませんでした。エキスプローラーの代わりに探針やプローブで根面を探ると、何となく歯石の取り残しはわかるものの、キュレットを到達させることはできませんでした。また、デンタルX線写真から情報を読み取る力も不足していました。

　この患者さんには、改めてSRPを行うこととして、その日の診療を終了しました。

　患者さんは仕事の関係で来院が途絶えながら、同年9月に改めて3回目のSRPを行いました。このとき何とか歯石を除去できましたが、根面の滑沢化は不十分でした。当時の考えでは、SRPで根面を鏡のように滑沢化することが求められていました。しかし、それを意識するあまり、根面がオーバーインスツルメンテーションになっていました。いま考えると、シャープニングもできていない状態で力任せにSRPをしていました。その結果、冷水痛が出てしまって抜髄となり、その後、来院が途絶えてしまいました（図2～5）。

　私自身のSRPによって痛みが出て抜髄となり、そして患者さんの来院が途絶えてしまったと、新人の私にはとてもショックな出来事でした。

### 🟡 17年ぶりの再来院

　2015年12月25日に、この患者さんが17年ぶりに再来院されました（図6）。なぜ17年もの期間が空いたのか、おそるおそる患者さんに尋ねました。すると、

**症例** 少数歯の徹底したSRP（新人時代）

|   | 8 |   |   | 7 |   |   | 6 |   |
|---|---|---|---|---|---|---|---|---|
| 4 | 4 | 4 | 5 | 3 | 4 | 4 | 2 | 4 |
| 5 | 7 | 5 | 7 | 4 | 5 | 3 | 2 | 4 |

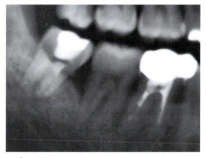

図❶ 初診時のパノラマX線写真および歯周組織検査表（1997年2月17日）。現在は10枚法の撮影が当たり前であるが、入職当時の当院はパノラマX線写真の撮影が多かった

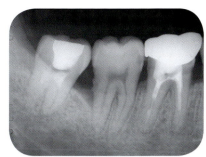

図❷a 1回目のSRP後（1997年3月14日）。7遠心に取り残しの歯石が認められる

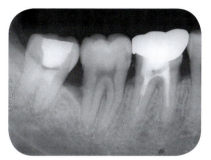

図❷b 同日、2回目のSRP後。まだ取り残しが認められる

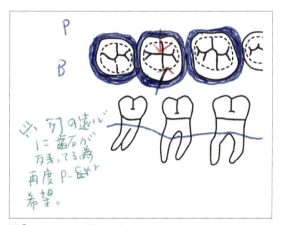

図❸ SRP時に描いた当時のイメージスケッチ。このスケッチでは情報がまったく伝わってこない。デンタルX線写真を読み取ると、7の遠心はもう少し骨欠損があったと思われる。また、根分岐部病変もⅠ度かどうか疑問である

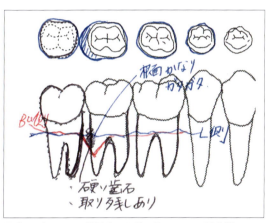

図❹ デンタルX線写真から読み取り、いま現在描いたイメージスケッチ。本来は、このようなイメージスケッチであったと思われる

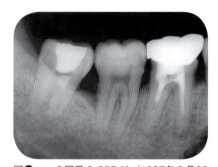

図❺a 3回目のSRP時（1997年9月22日）。まだもう少し根面の滑沢化が必要か

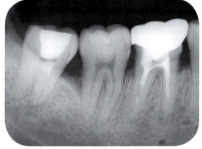

図❺b 再来院時（1998年5月30日）。このとき冷水痛が出て抜髄となり、その後来院が途絶えた

　その返答は意外な言葉でした。
　この患者さんは小学校の教諭で、毎日多忙な生活を送っていたそうです。そのため来院が途絶えてしまい、2〜3年前から職場近くの歯科医院で治療を受けていたそうです。その医院で歯周病が進行して抜歯の必要があると説明を受けたとき、以前当院で歯周治療をしたことを思い出したそうです。
　「あのとき、丁寧に歯周治療をしてくれた歯科医院を訪ねてみよう」

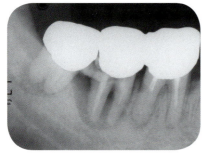

図❻ 17年ぶりに再来院（2015年12月25日）。デンタルＸ線写真で根尖まで骨吸収が進行していることが確認され、保存は困難であった

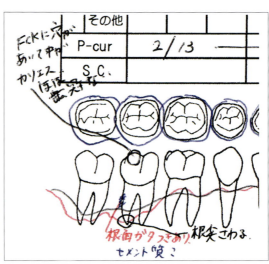

図❼ SRP時のイメージスケッチ。やはり保存は困難であると判断した

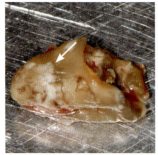
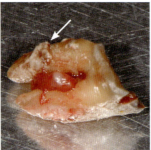
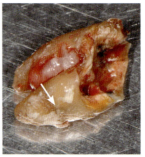

図❽ 抜去歯を観察したところ、歯石と思って何度もSRPを行った箇所は、肥厚したセメント質であった

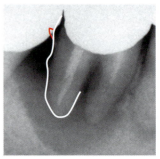

図❾ 連続性がある：セメント質（白線）、連続性がない：歯石（赤線）

「嫌になったどころか、丁寧に対応してもらったことを覚えていますよ」

未熟だった私を評価していただいていたこと、そして私のSRPで来院が途絶えたわけではなかったことに安堵しました。

しかし、7┃は想像以上に悪化しており、当院でも保存は極めて困難であることを伝えました。抜歯の前に全体的にSRPを行い、右下もSRPを行いました。7┃の状態はイメージスケッチに示したとおりです（**図7**）。骨吸収が根尖まで進行して保存は難しいため、抜歯となりました。抜去歯を観察したところ、17年前に根面の歯石除去ができなかったところや根面の滑沢が不十分だったところは、歯石ではなく肥厚したセメント質であることがわかりました（**図8**）。

### 🟡 症例を通して

新人時代のSRPは、歯石の取り残しや根面の滑沢化ができていないなど、多くの課題がありました。前述したように、当院ではSRPを始めたばかりのころは2～3歯ずつを1時間で施術することを許されていました。しかし、当初は歯石がどこに沈着しているのか、根面を探ってもわからず、また、デンタルＸ線写真を読み取る力もありませんでした。さらに、シャープニングができていないスケーラーでのSRPは、歯石の取り残しやバニッシング、オーバーインスツルメンテーションの原因となり得ます。

当時、新人だった私は、SRP後のデンタルＸ線写真とイメージスケッチを院長

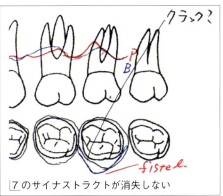

図❿a ⏌7自発痛とサイナストラクトがみられる。歯髄炎と判断して抜髄。その後、サイナストラクトが消失しないため、SRPを行った（2016年12月17日）。確かではないが、歯周ポケット数値の深いところにクラックのような感触があった

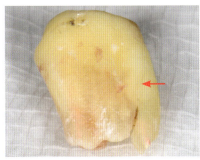
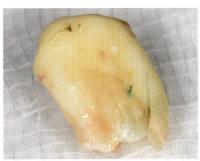

図❿b 患者さんの希望で抜歯。抜去歯をう蝕検知液で染め出しをしたところ、破折線（矢印）を認めた

に確認してもらっていました。そこで「もう一度やり直し」と言われ、何度も施術することになった患者さんには、申し訳ない気持ちでいっぱいでした。しかし、このような経験を臨床にフィードバックしてきたことで、私自身の技術が向上したと信じています。

本症例のように、肥厚したセメント質と歯石の判別は時に困難な場合もあります。そんなときはまず、デンタルX線写真をよく観察してみましょう。図9のようにデンタルX線写真を拡大してみると、セメント質か歯石なのかを判別しやすいと思います。そのうえで、エキスプローラーやWHOプローブを用いて、根面をしっかりと探るといった基本的なことが大事です。

### 抜去歯から学ぶこと

何らかの理由で抜歯となった抜去歯を、みなさんは観察していますか？　とくに歯周病で抜歯となった抜去歯は、私たちにさまざまなことを教えてくれます。

たとえばSRP後の抜去歯は、術者のSRP後の評価ができます。歯石がどこに、どのように取り残されているか、また歯石をバニッシングしていないかなどです。根面は滑沢な状態で、オーバーインスツルメンテーションになっていないか、適切に滑沢化されているかなどです。また、破折の場合は、エキスプローリングで読み取れたかなどを観察することが重要です（図10）。

それら抜去歯にエキスプローラーやWHOプローブを用いると、手指のトレーニングになります。加えて、デンタルX線写真と照らし合わせながら行うことにより、デンタルX線写真の写り方もわかってきます。

このように、SRPを行って残念ながら抜歯になった歯でも、十分に活用できます。

CHAPTER 4
# イメージスケッチの実践と確認、症例

CHAPTER 4 イメージスケッチの実践と確認、症例

# 01 読み取ったことを確認しよう

## 🟡 歯周外科手術のアシスタント

　CHAPTER 3の05でも少し触れましたが、歯周外科手術のアシスタントには、できるだけその患者さんにSRPを行った歯科衛生士がついたほうがよいと思います。その理由は、患者さんの立場から考えると、やはり担当歯科衛生士がアシスタントについてくれると安心できるからです。歯周外科手術を受ける患者さんは、とても緊張されています。そのような緊張をできるだけほぐすためにも、担当歯科衛生士がアシスタントにつくことをお勧めします。

　また、歯科衛生士の立場から考えると、自分がSRPを行った後の歯根面の状態を確認できるからです。SRPの良否の確認を目視できるのは、歯周外科手術時のみです。そのため、歯周外科手術のアシスタントは、自分自身の技術向上にも繋がる絶好の機会だと思います。

## 🟡 歯周外科手術時の確認事項

### 1．歯石の取り残しの有無

　根面のどこに歯石の取り残しがあったかを確認します（図1）。そして歯石を除去するのが困難な場所を確認し、今後のSRPに役立てます。

### 2．根面の状態

　歯石が除去されていても、根面がきれいに滑沢になっていなければ、SRPの意味がありません。とくに歯石の取り残しがある場所は、根面の滑沢化も不十分な場合が散見されます。その原因として、歯石探索とシャープニングの不足が考えられます。歯周外科手術では、自分のSRPとシャープニングのスキルを再評価できます（図2）。

### 3．歯周外科手術当日までの歯周組織の管理

　歯周外科手術までに、プラークコントロールの徹底と歯肉に炎症がない状態にしておかなければなりません。歯肉に炎症があると、浸潤麻酔が効きにくくなります。浸潤麻酔の効きが悪いと、必然的に患者さんは非協力的になってしまいます。さらに、歯肉の炎症のコントロールが悪いと、出血が多くなります。出血が多いと術野が見えにくくなり、手術時間も長くなります。効率も悪くなるため、生体への侵襲度合いが大きくなります。

　歯周外科手術は、患者さんにとって心地よいものではありません。不快症状や不

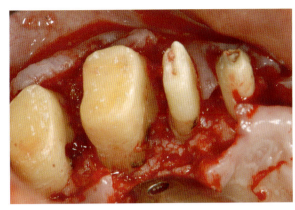

図❶ 隅角に歯石の取り残しが確認された。グレーシーキュレットの刃部の長さと挿入角度を確認することで、除去できたとも考えられる

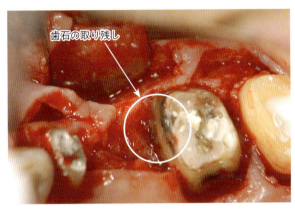

歯石の取り残し

図❷a 歯石の取り残しが確認された。場所はCEJ直下。歯石の取り残しの原因として、CEJと歯石の違いが盲目下では判別できなかったと考えられる

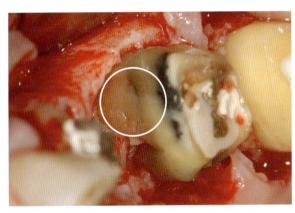

図❷b 歯石を除去し、周囲の不良肉芽の除去を行った状態。根面に無数の傷が確認された。歯石を除去できていないうえに、オーバーインスツルメンテーションによって根面が傷つけられている。根面の探索不足、力の入れすぎ、グレーシーキュレットを根面に当てる角度を間違えたと考えられる

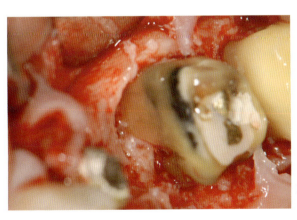

図❷c 根面をルートプレーニングバーにて滑沢にした状態

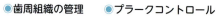
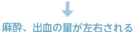
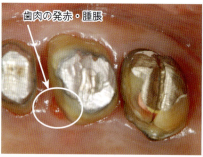
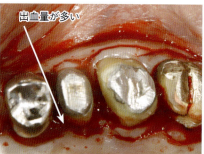
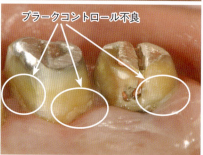
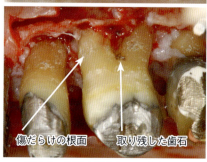

a：歯周基本治療で歯周組織の管理とプラークコントロールを徹底し、安定した状態で歯周外科手術に移行させたい

b：歯周外科手術直前の口腔内写真。プラークコントロールが悪く、歯肉も発赤・腫脹がみられる

c：切開時。浸潤麻酔を行った直後の切開にもかかわらず、多量の出血がみられる。これでは術野を確保できない

図❸a～c　歯周外科手術までにしておきたいこと①

快な気持ちがあると、その後の治療へのモチベーションが低下したり、非協力的になったりすることもあります。そのようなことにならないためにも、歯周外科手術までの歯周組織の管理はとても重要です（**図3**）。

　また、歯周外科手術後は、疼痛や腫脹、内出血といった不快症状が出現することがあります。したがって、患者さんには事前にこのようなことが起こり得ると必ず説明しておきます。予測される事態を前もって伝えておけば、患者さんは心構えができます。

　歯周外科やインプラントなどの外科処置の予約をとるときに、患者さんには旅行や結婚式、食事会の有無などの予定を必ず聞いています。術後はしばらく十分に食事を摂ることができません。また、腫脹や内出血がみられることもあります。そのようなことを先に患者さんへ伝えておき、患者さんと担当歯科衛生士とで予約を決めていきます（**図4**）。

　歯周外科手術前は歯科医師とカンファレンスを行い、使用する器材や薬剤などを確認しておきます。患者さんに安心して歯周外科手術を受けてもらうためには、このような事前の徹底した準備が必要不可欠です。

| 歯周外科手術に向けてのモチベーション | | 予約の管理 |
|---|---|---|
| 患者さんの<br>ネガティブな言葉に注意 | → 術者サイドが患者さんの意見を<br>尊重しながらポジティブな言葉<br>に変換し、患者さん側に返す | ・歯周外科手術の予約<br>・歯周外科手術後の行動 |

＊患者さんに対してへり下りすぎないこと

図❹　歯周外科手術までにしておきたいこと②。口腔内の管理はもちろんのこと、患者さんの歯周外科手術までのモチベーションや予約の管理も担当歯科衛生士が行うことで、患者さんの協力度が変わってくる。手術の日程を組む際は、患者さんに旅行や食事会などのイベントの予定を尋ねて考慮する

### イメージスケッチでは確認できないこと

本書では、イメージスケッチをとおして臨床のレベルアップを目指してきました。イメージスケッチは、自身のSRPを再評価する機会であることも説明しました。しかし、歯周外科処置を行わなかった場合には、イメージスケッチどおりの骨欠損や根面の状態であったかどうかを確認できません。

多くの症例では、歯周基本治療で歯周病の改善がみられます。初診時は中等度の歯周炎でも、劇的に治癒するケースも少なくありません。これは、私たち歯科衛生士にとって最もうれしいことだと思います。患者さんのプラークコントロールやモチベーションの向上と、歯科衛生士のSRPによって歯周組織の改善に導けたときはやりがいを感じるものです。イメージスケッチの確認はできませんが、歯周組織が良好な状態に導かれたときには、達成感を覚えます。

以下に供覧する症例は、歯周基本治療のみで歯周組織の改善がみられ、メインテナンスに移行した現在も良好な状態を維持しています。

### 症例

- 患者：52歳、女性
- 初診：2009年7月（**図5**）
- 主訴：1週間前から左上の歯ぐきが痛い
- 全身的既往歴：なし
- PCR値：49％

患者さんは2、3年前に他院でSRPを受けたものの、あまりの痛さで治療を中断したそうです。グレーシーキュレットでのSRP中も痛みがあったようですが、超音波スケーラーを用いた際の痛みには耐えられなかったそうです。治療期間はできるだけ短期間で、また双子のご子息の大学進学も重なるため、治療費用を抑えたいと希望されていました。患者さんの意見を尊重し、院長とカンファレンスを行った結果、できるだけ歯周基本治療のみで対処し、短期間で行うためにアジスロマイシンを併用した全顎SRPを行うこととしました。

前述のとおり、患者さんはSRPの痛みで中断となった経験があるため、グレーシーキュレットや超音波スケーラーの取り扱いには慎重を期し、患者さんの反応を見ながら進めていきました（**図6**）。アジスロマイシンを併用した全顎SRPを終えるのに、半日ほどかかりました。後日、この患者さんは治療を行ってよかったとおっしゃっていました（**図7**）。

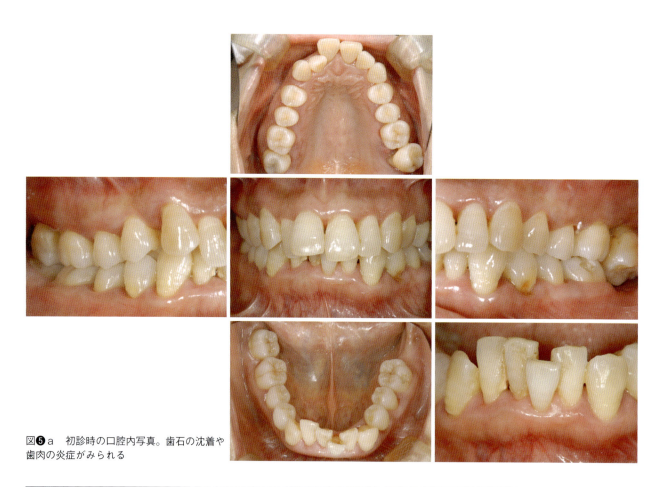

図❺a 初診時の口腔内写真。歯石の沈着や歯肉の炎症がみられる

図❺b デンタルX線写真10枚法と歯周組織精密検査表。|5 は4壁性の骨欠損、|6 は頰側遠心根が根尖にまで及ぶ骨欠損の存在をデンタルX線写真からうかがえる。|7 は動揺度が3度であり、保存不可能と判断して抜歯となった。赤字は出血を示す（以下、同じ）

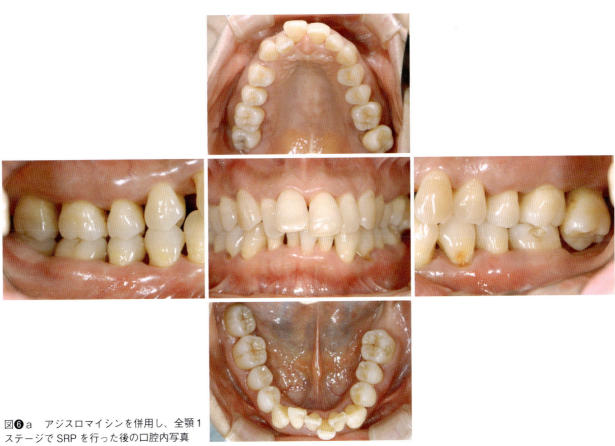

図❻a　アジスロマイシンを併用し、全顎1ステージでSRPを行った後の口腔内写真

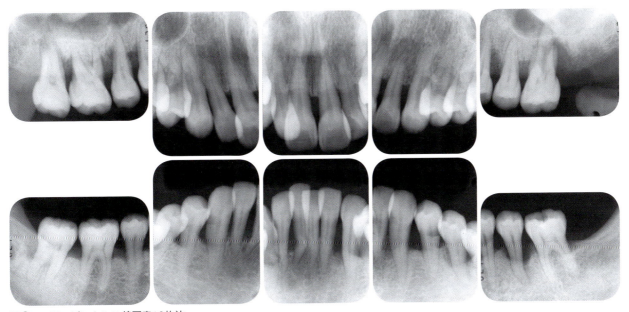

図❻b　同、デンタルX線写真10枚法

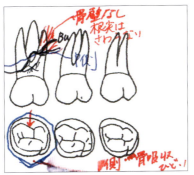

図❻c　イメージスケッチ

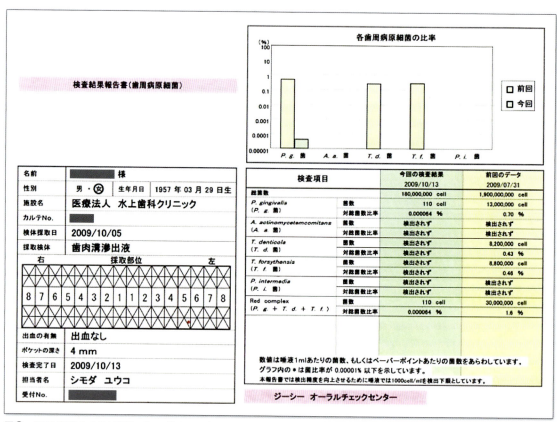

図❼ SRP前後のPCR検査。SRP前はP.gをはじめ、T.dやT.fなど多数みられた。SRP後はP.gがわずかにみられたが、他の菌種は検出されなかった

　5に4壁性の骨欠損を認めたため、この部位のみに当初は行わない予定としていたエムドゲイン®を用いた歯周組織再生療法を行いました。

　本症例は、6の骨欠損が歯周基本治療のみで劇的に改善しました。イメージスケッチの確認はできていませんが、デンタルX線写真による評価では良好な結果を得たため、歯周外科手術には移行しませんでした。

　2010年に治療が終了し、メインテナンスに移行してから9年が経過していますが、良好な状態を維持しています（**図8**）。いまのところ、治療の再介入もありません。

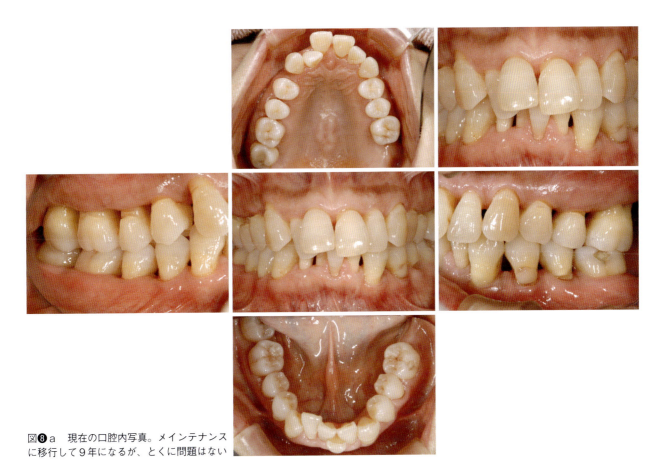

図❽a 現在の口腔内写真。メインテナンスに移行して9年になるが、とくに問題はない

図❽b 現在のデンタルX線写真10枚法

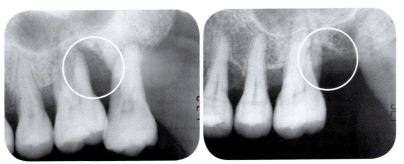

図❽c ⌊6の術前（左）と現在（右）のデンタルX線写真。骨の改善が認められる

# 参考症例 1

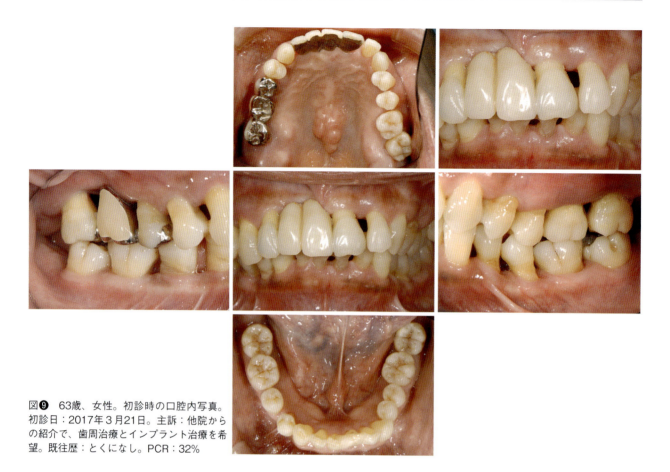

図❾ 63歳、女性。初診時の口腔内写真。初診日：2017年3月21日。主訴：他院からの紹介で、歯周治療とインプラント治療を希望。既往歴：とくになし。PCR：32%

図❿ 初診時の10枚法デンタルX線写真および歯周組織精密検査表。赤字は出血を示す（以下、同じ）

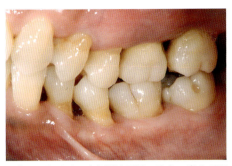 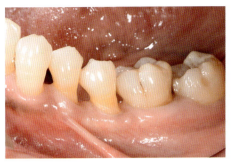

図⓫a　初診時の左側側方面観。歯肉の炎症が認められる。歯周基本治療で歯肉の炎症を軽減させてから歯周組織再生療法に移行する

図⓫b　歯周組織再生療法前の口腔内写真。歯周基本治療で歯肉の炎症が軽減された

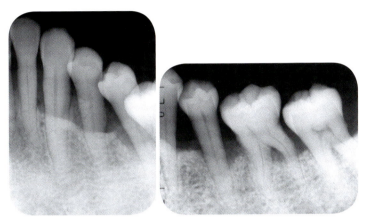

図⓬a　初診時のデンタルX線写真。5に垂直的な骨欠損がみられる

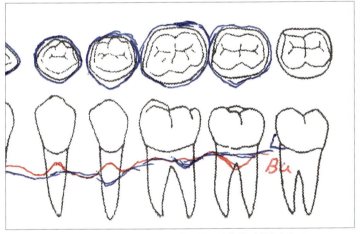

水平的骨欠損の
イメージスケッチ
（全体的に平坦な絵になる）

図⓬b　SRP時のイメージスケッチ。水平的な骨欠損が考えられる

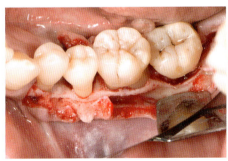 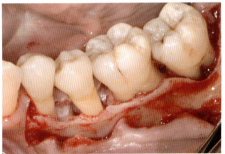

図⓭　歯周組織再生療法時の口腔内写真。イメージスケッチと同じような水平的な骨吸収が認められる。歯肉のコントロールができているため、出血も少なく術野が見やすい

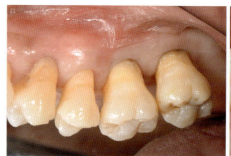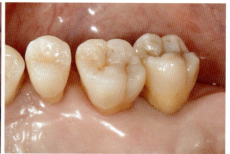

図⓮ 同患者さんの歯周組織再生療法前。左上の口腔内写真

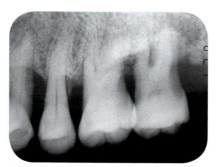

図⓯a 初診時のデンタルX線写真。6 7に水平的な骨欠損がみられ、7頬側の根分岐部病変が疑われる

水平的および垂直的骨欠損のイメージスケッチ

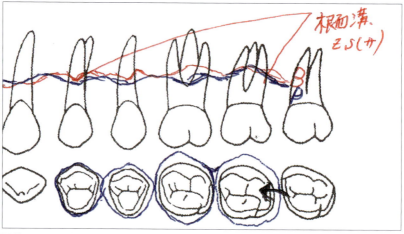

図⓯b SRP時のイメージスケッチ。水平的な骨欠損と垂直的骨欠損が考えられる。また、デンタルX線写真では7の遠心の根分岐部病変はみられなかったが、イメージスケッチでは確認された

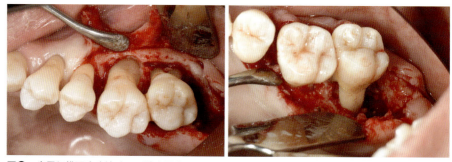

図⓰ 歯周組織再生療法時の口腔内写真。イメージスケッチと同じような水平的な骨欠損が認められる。また7はイメージスケッチでは遠心のみに根分岐部病変が確認されたが、近心にも根分岐部病変が認められた

# 参考症例2

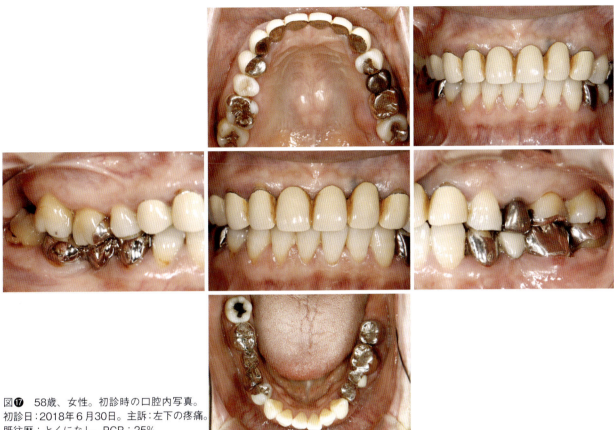

図⓱ 58歳、女性。初診時の口腔内写真。
初診日：2018年6月30日。主訴：左下の疼痛。
既往歴：とくになし。PCR：25%

図⓲ 初診時の10枚法デンタルX線写真および歯周組織精密検査表

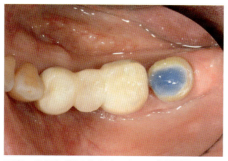
図⑲ 歯周組織再生療法に備えて④⑤⑥はテンポラリークラウンに、7̄は根管治療後に自然移動を図った

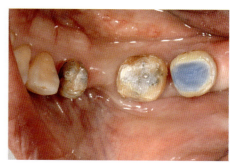
図⑳ 歯周組織再生療法直前の口腔内写真

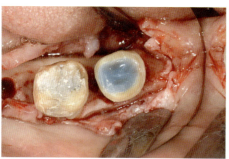
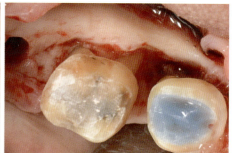
図㉑ 歯周組織再生療法時の口腔内写真。イメージスケッチと同じような垂直的な骨欠損が認められる。とくに頬側より舌側にみられる

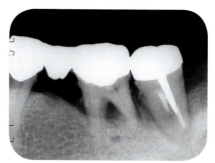
図㉒a 初診時のデンタルX線写真。多量の歯肉縁下歯石の付着や6̄には根分岐部病変がみられ、7̄はエンドペリオ病変が疑われる

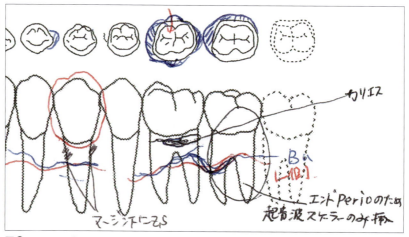

垂直的骨欠損のイメージスケッチ

図㉒b SRP時のイメージスケッチ。エンドペリオ病変の疑いがある場合は付着を喪失する可能性があるため、根面のルートプレーニングは避ける

# 参考症例3

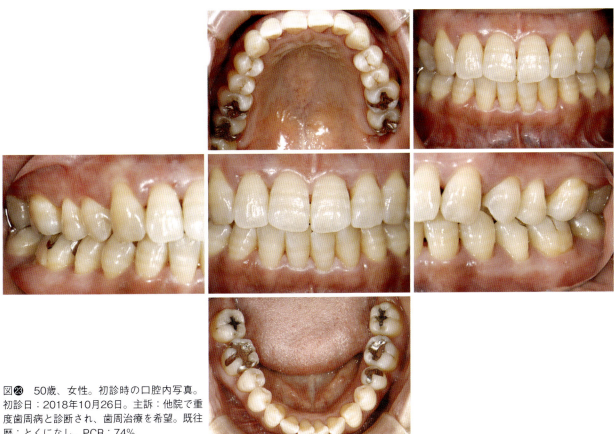

図㉓ 50歳、女性。初診時の口腔内写真。初診日：2018年10月26日。主訴：他院で重度歯周病と診断され、歯周治療を希望。既往歴：とくになし。PCR：74%

図㉔ 初診時の10枚法デンタルX線写真および歯周組織精密検査表

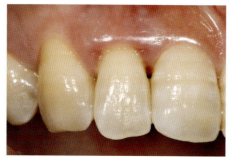
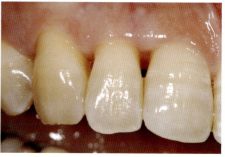

a：初診時　　　　　　　　　　　　　　　　　　　b：歯周基本治療終了時

図㉕a、b　患者さんのブラッシングと歯周基本治療で歯肉の炎症も軽減。このように、指標を作って歯肉の炎症が軽減されたことを患者さんに伝えると、モチベーションの向上に繋がる

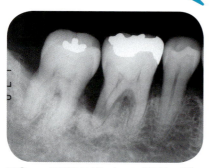
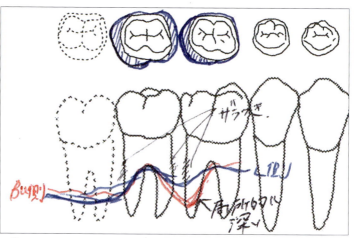

図㉖a　初診時のデンタルX線写真。6̲に垂直性骨欠損がみられる。また、7̲にも垂直性骨欠損がみられる

図㉖b　SRP時のイメージスケッチ。全体的に歯周ポケットが深い。7̲遠心頬側根には垂直的骨欠損が確認された

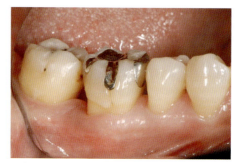

図㉗　歯周基本治療後。この患者さんの歯肉は浮腫性で、炎症の軽減とともに歯肉退縮が予想された。もともと6̲頬側遠心部は歯肉退縮があり、骨吸収も著しかったため、これ以上の歯肉退縮を防ぐことを考慮してSRPを行った

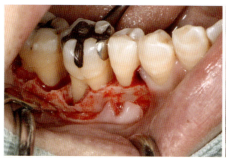
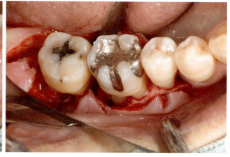

図㉘　歯周組織再生療法時の口腔内写真。イメージスケッチと同じような垂直的な骨欠損が認められる。とくに7̲の頬側には、深い垂直性骨欠損が認められた

# あとがき

　最後までお読みいただき、ありがとうございました。

　私は新人時代、SRP時に歯周ポケット内でグレーシーキュレットを破折させた経験があります。そのとき私はパニックになり、自分で歯周ポケット内から破片を取り除けず、先輩に助けを求めました。私は二度と同じ過ちを繰り返さないために、なぜグレーシーキュレットが破折したのかを考察しました。もちろん、医療に失敗は許されませんが、誰もが失敗という経験を活かして上達していきます。

　私は仕事で失敗したときやうまくいかなかったとき、「自分と先輩歯科衛生士、あるいは歯科医師とでは、手技や視点にどのような違いがあるのか」を観察し、真似するようにしました。すると、徐々に技術が上達し、ある程度習得して技術を自分のものにできると、仕事にやりがいを感じて、もっとできるようになりたいと思うようになりました。本書で解説したSRPやイメージスケッチはすぐに習得できるものではなく、相応の時間を要します。最初は誰しも経験年数が浅く、できないことはたくさんあります。できる人と自分はどこが違うのかを観察して理解し、上達に向かって技術を磨いていく姿勢をもち、そして諦めずにコツコツと継続することが大切です。

　歯周基本治療は、歯科衛生士が大活躍できる場であり、患者さんとの信頼関係を構築できる場でもあります。日々の臨床では、OHIやSRPのみで歯周病が改善するケースも多くあります。そのようなときに、患者さんから感謝の言葉をかけていただけると、歯科衛生士はとてもやりがいのあるすばらしい仕事であると改めて感じます。そして、歯科衛生士は年数を重ねるごとに醍醐味を実感できる仕事です。本書を通じて、1人でも多くの方に歯周基本治療をはじめとするハイジーンワークの楽しさを味わっていただければ幸いです。

　最後に、本書執筆にあたり、ご指導・ご支援賜りました水上哲也院長、ならびに当院スタッフに深謝申し上げます。

2019年11月

下田裕子

## 著者プロフィール

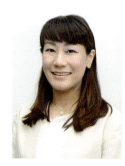

### 下田裕子（しもだ ゆうこ）

| | |
|---|---|
| 1996年 | 福岡医科歯科技術専門学校<br>（現　博多メディカル専門学校）<br>歯科衛生士科卒業 |
| 同　年 | 医療法人水上歯科クリニック勤務 |
| | 現在に至る |

日本歯周病学会認定歯科衛生士
日本臨床歯周病学会認定歯科衛生士

---

### イメージスケッチを活用した
### 1ランク上の歯周基本治療

| | |
|---|---|
| 発行日 | 2019年12月1日　第1版第1刷 |
| 著　者 | 下田裕子 |
| 発行人 | 濱野　優 |
| 発行所 | 株式会社デンタルダイヤモンド社 |
| | 〒113-0033 東京都文京区本郷3-2-15 新興ビル |
| | 電話 = 03-6801-5810 (代) |
| | https://www.dental-diamond.co.jp/ |
| | 振替口座 = 00160-3-10768 |
| 印刷所 | 共立印刷株式会社 |

ⓒ Yuko SHIMODA, 2019
落丁、乱丁本はお取り替えいたします

●本書の複製権・翻訳権・上映権・譲渡権・公衆送信権（送信可能化権を含む）は㈱デンタルダイヤモンド社が保有します。
● JCOPY 〈(社)出版者著作権管理機構 委託出版物〉
本書の無断複写は著作権法上での例外を除き禁じられています。複写される場合は、そのつど事前に(社)出版者著作権管理機構（TEL：03-3513-6969、FAX：03-3513-6979、e-mail：info@jcopy.or.jp）の許諾を得てください。